Gerd-Rüdiger Burmester,
Michael Rittig und Thomas Häupl

Lyme-Borreliose
Neue Aspekte in Klinik und Diagnostik

Lyme-Borreliose

Neue Aspekte in Klinik und Diagnostik

II. Erlanger Borreliose-Symposium
27. Juni 1992

Herausgegeben von

Gerd-Rüdiger Burmester,
Michael Rittig und Thomas Häupl

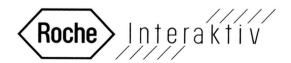

Die Deutsche Bibliothek – CIP-Einheitsaufnahme

Lyme-Borreliose : Neue Aspekte in Klinik und Diagnostik/II.
Erlanger Borreliose-Symposium, 27. Juni 1992. Hrsg. von Gerd-
Rüdiger Burmester ... [Hoffmann-LaRoche AG, Grenzach-
Wyhlen]. – Stuttgart : Schattauer, 1993
  (Roche interaktiv)
  ISBN 3-7945-1602-8 (Schattauer) kart.
  ISBN 3-88878-089-6 (Hoffmann-LaRoche)
NE: Burmester, Gerd-Rüdiger [Hrsg.] ; Erlanger Borreliose-Symposium
  <02, 1992> ; Hoffmann-LaRoche-Aktiengesellschaft <Grenzach-
  Wyhlen>

Die Manuskriptbearbeitung besorgte das medizinische Lektorat des F. K. Schattauer Verlages,
Stuttgart.

Die Buchhandelsausgabe wird über den F. K. Schattauer Verlag, Stuttgart, ausgeliefert. Bitte
benutzen Sie für die Bestellung die ISBN des Schattauer Verlages.

© 1993 Editiones ‹Roche›, Basel

Hoffmann-La Roche AG, Grenzach-Wyhlen

Satz, Druck und Einband: Mayr Miesbach, Druckerei und Verlag GmbH

ISBN 3-7945-1602-8

ISBN 3-88878-089-6

INHALTSVERZEICHNIS

V

AUTORENVERZEICHNIS

BURMESTER, G.-R., Prof. Dr. med.
Medizinische Klinik III mit Poliklinik der Universität Erlangen-Nürnberg
Krankenhausstraße 12, 91054 Erlangen

GERN, Lise, Ph. D.
Institut de Zoologie, Université de Neuchâtel
CH-2007 Neuchâtel

HÄUPL, T.
Institut für klinische Immunologie und Rheumatologie, Medizinische Klinik III,
Universität Erlangen-Nürnberg
Krankenhausstraße 12, 91054 Erlangen

HEIM, Ursula, Dr. med. vet.
Tierärztliche Klinik
Strudelweg 48, 90765 Fürth/Bayern

HOFMANN, Heidelore, PD Dr. med.
Dermatologische Klinik und Poliklinik der Technischen Universität München
Biedersteinerstraße 29, 80802 München

KRAMER, M., Dr. med.
Institut für Immunologie und Serologie der Universität Heidelberg
Im Neuenheimer Feld 305, 69120 Heidelberg

KRAUSE, A., Dr. med.
Medizinische Universitäts-Poliklinik, Rheuma-Ambulanz
Baldingerstraße, 35043 Marburg/Lahn

KURTENBACH, K., Dr. rer. nat.
Institut für medizinische Parasitologie, Universität Bonn,
Sigmund-Freud-Str. 25, 53127 Bonn

MOTER, Sabine, Dr. rer. nat.
Institut für Immunologie und Serologie der Universität Heidelberg
Im Neuenheimer Feld 305, 69120 Heidelberg

MUSETEANU, C., Dr. med.
Max-Planck-Institut für Immunbiologie
Stübeweg 51, 79108 Freiburg

PFISTER H.-W., PD Dr. med.
Neurologische Universitätsklinik München, Klinikum Großhadern
Marchioninistraße 15, 81377 München

RITTIG, M., Dr. med.
   Anatomisches Institut I der Universität Erlangen-Nürnberg
   Krankenhausstraße 9, 91054 Erlangen

SCHAIBLE, U., Dr. rer. nat.
   Max-Planck-Institut für Immunbiologie
   Stübeweg 51, 79108 Freiburg

SIMON, M., PD Dr. med.
   Max-Planck-Institut für Immunbiologie
   Stübeweg 51, 79108 Freiburg i. Br.

STARKE, F.
   Institut für Immunologie und Serologie der Universität Heidelberg
   Im Neuenheimer Feld 305, 69120 Heidelberg

WALLICH R., Dr. rer. nat.
   Deutsches Krebsforschungs-Zentrum, Abteilung für Angewandte Immunologie
   Im Neuenheimer Feld 280, 69120 Heidelberg

WEBER, A., Prof. Dr. Dr. habil.
   Landesuntersuchungsamt für das Gesundheitswesen Nordbayern
   Heimerichstraße 31, 90419 Nürnberg

Vorwort

Die Lyme-Borreliose stellt in den entwickelten Ländern die wichtigste durch Arthropoden übertragene Infektionskrankheit dar. Sie zeichnet sich durch vielfältige klinische Erscheinungen aus, die zunächst meist an der Haut beginnen, schließlich das Nervensystem, kardiale Strukturen und die Gelenke betreffen können. Vor 10 Jahren gelang es Willi Burgdorfer, den Erreger der Lyme-Borreliose als die nach ihm benannte Borrelia burgdorferi zu identifizieren. Vor drei Jahren fand das I. Erlanger Borreliose-Symposium, damals noch mitbegründet von Professor Brade, statt. Seit dieser Zeit sind zahlreiche neue Erkenntnisse auf dem Gebiet der Epidemiologie, der Laboratoriumsdiagnostik, der klinischen Ausprägung und schließlich auch zur Therapie hinzugekommen. Das am 27. Juni 1992 durchgeführte II. Erlanger Borreliose-Symposium hatte zum Ziel, diese Neuentwicklungen umfassend darzustellen und somit zu einem besseren Verständnis dieser facettenreichen Erkrankung beizutragen.

Prof. Dr. G.-R. BURMESTER, Dr. T. HÄUPL
und Dr. M. RITTIG

Die Organisatoren und Vortragenden danken der Firma Hoffmann-La Roche Aktiengesellschaft für die freundliche Unterstützung bei der Durchführung des Symposiums.

Borrelia Burgdorferi: Von der Zecke zum Menschen

M. Rittig

Die Einschätzung der Lyme-Borreliose hat sich seit ihrer ersten Beschreibung stark gewandelt: von einer obskuren Endemie in zwei Kleinstädten Neuenglands zu der häufigsten vektoriell übertragenen Infektionskrankheit der nördlichen Hemisphäre. In den USA, wo die Lyme-Borreliose in fast allen Bundesstaaten meldepflichtig ist und deswegen genauere epidemiologische Angaben gemacht werden können, stellte im Jahr 1991 die Lyme-Borreliose 91% aller von Arthropoden übertragenen Erkrankungen. In Mitteleuropa, wo es nicht so viele dieser Erkrankungen gibt, dürfte der Prozentsatz sogar noch höher liegen. Angesichts der Tatsache, daß etwa 80% aller zur Zeit lebenden Tiere zu den Arthropoden (Krebstiere, Spinnentiere und Insekten) gehören, ist der Stellenwert der Lyme-Borreliose somit beachtlich. Eigenschaften des Erregers, des Vektors und der Wirte müssen selten günstig zusammentreffen, um der Erkrankung diesen Platz sichern zu können. Inhalt des folgenden Beitrags soll, neben einer kurzen Beschreibung des Erregers, die Darlegung der herausragenden Stellung des Vektors sein, während die Wirtsbeteiligung, sprich Erkrankung, Inhalt anderer Beiträge ist.

Der Erreger

Die nach dem Bakteriologen A. Borrel benannten Borrelien gehören zur Familie der Spirochäten. Spirochäten sind lange, dünne Erreger mit schraubenartigen Windungen, hervorgerufen durch die nur dieser Bakterienfamilie eigenen Endoflagellen. Es waren bereits über ein Dutzend tier- und menschenpathogene Borrelienarten bekannt, bevor *Borrelia burgdorferi* durch den Entomologen W. Burgdorfer, dem sie ihren Namen verdankt, erstmals als Erreger der Lyme-Erkrankung beschrieben wurde. Immunologische, enzymatische und molekulargenetische Unterscheidungsmethoden zeigen das Vorhandensein von Subtypen bei *B. burgdorferi*. Es gibt Hinweise darauf, daß verschiedene Subtypen verschiedene Organpräferenzen besitzen, was die unterschiedlichen Organmanifestationen und klinischen Verläufe der Lyme-Borreliose mit erklären könnte. Schema 1 verdeutlicht den prinzipiellen Aufbau von *B. burgdorferi*. Eine mit einer Schleimauflage versehene äußere Hüllmembran umgibt den

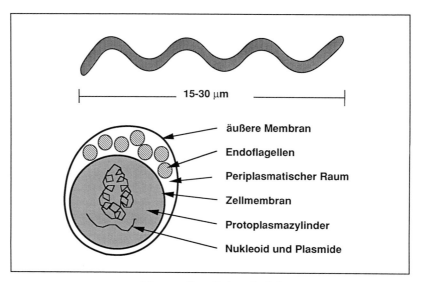

15-30 µm

- äußere Membran
- Endoflagellen
- Periplasmatischer Raum
- Zellmembran
- Protoplasmazylinder
- Nukleoid und Plasmide

Schema 1. Borrelia burgdorferi

Protoplasmazylinder mit der eigentlichen Zellwand und Zellmembran. In dem Spalt zwischen der äußeren Hüllmembran und der Zellwand, dem periplasmatischen Raum, liegen in einer Ausbuchtung die sieben bis elf Endoflagellen. Protoplasmazylinder und Endoflagellen sind entlang der Längsachse des Erregers verdrillt. Das Protoplasma enthält als Kernäquivalent einen außerordentlich langen DNA-Faden (Nukleoid) und diverse kleine DNA-Sequenzen (Plasmide), die ringförmig und, was sehr ungewöhnlich ist, linear vorliegen.

Impfungen mit Proteinen der äußeren Hüllmembran (outer surface proteins, Osp) zeigen im Tierversuch eine protektive Wirkung gegen Erkrankung durch Borrelien. Vor allem das 31 kD OspA, das mittlerweile gentechnologisch in genügender Menge produziert werden könnte, stellt einen vielversprechenden Kandidaten für eine Vakzinierung dar. Andererseits verursacht OspA, direkt ins Gelenk appliziert, im Tiermodell eine chronische Arthritis. Ein 41 kD Protein der Endoflagellen wiederum besitzt immunologische Kreuzreaktivität zu einem 67 kD Protein von Axonen menschlicher Neurone und Neuroblastomzellen.

Borrelien erleben beim Ortswechsel von der Haut zu den inneren Organen einen Temperaturwechsel von etwa 5° C. In Kultur bewirkt dieser

Temperaturwechsel Unterschiede in der äußerlichen Gestalt des Erregers und seinem Expressionsmuster an Streßproteinen (heat shock proteins, Hsp), was eventuell für eine Stadiendiagnostik der Lyme-Borreliose genutzt werden könnte.

Die Phagozyten sind im Durchmesser um einiges kürzer als die Borrelien lang sind (Abb. 1a). Als Konsequenz dieses Mißverhältnisses konnte gezeigt werden, daß sich kultivierte Phagozyten jeweils nur einen Abschnitt der Borrelien einverleiben können, während die verbleibenden Teile der Erreger aus den Phagozyten herausragen (Abb. 1b). Dadurch können gewebsschädigende lysosomale Enzyme aus den Abwehrzellen nach außen gelangen. Daneben gehört *B. burgdorferi* zu den wenigen Erregern, bei denen neben dem üblichen Phagozytosemechanismus noch eine andere Art der Aufnahme benützt wird, die »coiling phagocytosis«, die zu einem ungewöhnlichen, nichtlysosomalen Abbau des Erregers führt.

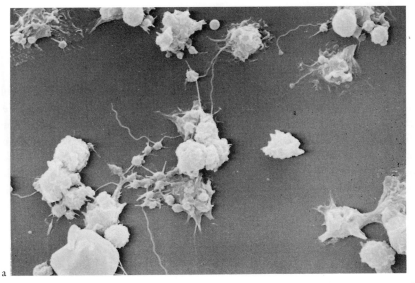

1a

Abb. 1a–b. Rasterelektronenmikroskopische Aufnahme von menschlichen Monozyten in Zellkultur, die gerade *B.-burgdorferi*-Zellen phagozytieren. Die Borrelien sind an ihrer dünnen, langen Gestalt mit den charakteristischen Windungen zu erkennen. Das Mißverhältnis der Größe beider Zellen ist klar zu sehen (1a). Als Folge dieses Mißverhältnisses ragen die Enden der Borrelien aus den Monozyten heraus (1b). Entlang dieser überstehenden Borrelienteile können schädigende Enzyme aus dem Inneren des Monozyten nach außen gelangen.

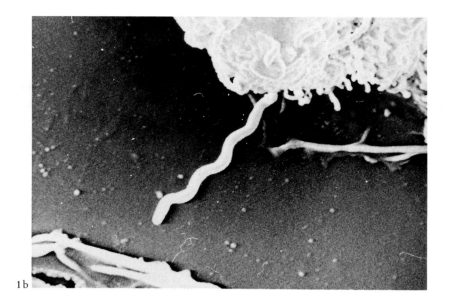

1 b

Während sich Erreger üblicherweise mit Hilfe propellerartiger Exoflagellen fortbewegen, winden sich die Borrelien mittels ihrer Endoflagellen schlangenartig vorwärts. Die Beweglichkeit der Borrelien ist in Medien mit höherer Viskosität sogar besser; sie können leicht Gefäßwandungen durchdringen und sich durch extrazelluläre Matrix bohren. In histopathologischen Untersuchungen werden Borrelien deswegen bevorzugt im perivaskulären Bindegewebe gefunden, aber auch Interaktionen mit den Endothelzellen und Fibroblasten werden beobachtet.

Der Vektor

Borrelien sind nur in Wirtsorganismen überlebensfähig. *B. burgdorferi* besitzt für uns deswegen Bedeutung, weil sich dieser Erreger in Wirten aufhält, die als blutsaugende Parasiten die Borrelien unter ihren Opfern verbreiten. Der entscheidende Vektor in Mitteleuropa ist die Schildzeckenart *Ixodes ricinus* (der Holzbock oder die Schafzecke; Abb. 2 a–c), deren Verbreitungsgebiet im Osten Europas mit dem von *I. persulcatus* überlappt.

Es seien noch die nordamerikanischen Vektoren erwähnt: im Nordosten und oberen Mittelwesten ist es *I. dammini,* im Westen *I. pacificus,* im Südosten und mittleren Süden *I. scapularis* und, als einzige Schildzecke aus einer anderen Unterfamilie, *Amblyoma americanum.* Von diesen außereuropäischen Zeckenarten sind nur *I. persulcatus* und *I. dammini* mit *I. ricinus* vergleichbar. Die widersprüchlichen und unstimmigen Aussagen über Zecken, die in vielen Veröffentlichungen gefunden werden, erklären sich von daher, daß beim Recherchieren der Primärliteratur Eigenschaften

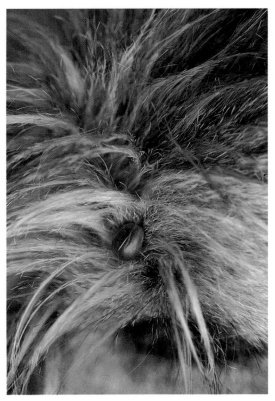

2a

Abb. 2 a–c. Makrofotos von *I.-ricinus*-Weibchen. Ein *I.-ricinus*-Weibchen, an einem Hund saugend (2 a). Der Größenvergleich der Zecke vor (2 b) bzw. nach (2 c) dem Saugen demonstriert die enorme Größenzunahme.

7

bestimmter Zeckenarten unzulässig verallgemeinert oder übertragen wurden.

Neben diesen direkt für den Menschen bedeutsamen Vektoren gibt es noch Zeckenarten, die zwar *B. burgdorferi* beherbergen, aber nicht oder nur selten am Menschen parasitieren. Ihre Bedeutung liegt darin, daß sie Tiere infizieren, die den oben genannten Zecken ebenfalls als Wirte dienen. Solch ein Zusammenspiel besteht für *I. hexagonus* mit *I. ricinus* bei Igeln und Marderarten, für *I. neotomae* mit *I. pacificus* bei woodrats sowie für *I. dentatus* mit *I. dammini* bei cottontail-rabbits.

Gegen die Vorstellung, daß Zecken die entscheidenden Vektoren von *B. burgdorferi* sind, kann eingewendet werden, daß sich nicht alle Borre-

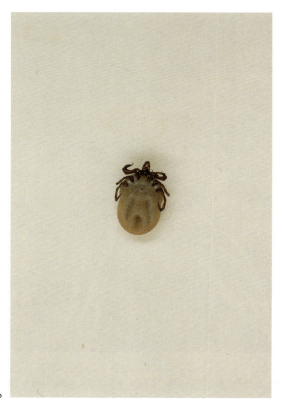

2b

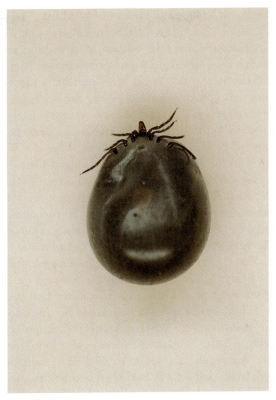

2c

liose-Patienten an einen vorausgegangenen Zeckenbiß erinnern können, und daß *B. burgdorferi* auch in Milben, Moskitos, Bremsen, Fliegen, Läusen, bis hin zu einem texanischen Katzenfloh gefunden wurde. Nun brauchen uns als Mitteleuropäer viele dieser Berichte nicht zu beunruhigen, weil sie Arthropoden betreffen, die in Mitteleuropa gar nicht heimisch sind. Außerdem kann daraus, daß sich prinzipiell alle Blutsauger mit Borrelien infizieren können, nicht umgekehrt geschlossen werden, daß sie den Erreger auch weitergeben. Dennoch sollte dieser Fall als zwar selten, aber möglich einkalkuliert werden, wie das Beispiel eines Patienten aus Erlangen zeigt, der nach dem Stich eines Fluginsekts das pathognomonische Erythema migrans entwickelt hat.

9

Zecken werden mit den eng verwandten Milben zu den *Acarina* zusammengefaßt, einer Unterklasse der Spinnentiere. Die Zecken dürften bereits im späten Paläozoikum oder frühen Mesozoikum als Parasiten an Reptilien entstanden sein, um dann meist den Wirtswechsel auf die später aufkommenden Säugetiere und Vögel zu vollziehen. Heute kennen wir etwa 850 Zeckenarten, von denen rund $\frac{1}{5}$ auf die primitivere Familie der Lederzecken *(Argasidae)* und $\frac{4}{5}$ auf die höher entwickelte Familie der Schildzecken *(Ixodidae)* entfallen; nur die archaische Zeckenart *Nuttalliella* bildet ausnahmsweise eine eigene dritte Familie. Eine der 5 Unterfamilien der Schildzecken sind die *Ixodinae* mit der alleinigen Gattung *Ixodes*, von denen *I. ricinus* eine der mehr als 200 bekannten Arten stellt.

Etwa 10% aller Zeckenarten besitzen als Überträger diverser Krankheitserreger tier- und humanpathogene Bedeutung. Spirochäten, insbesondere Borrelien, hat man bisher in etwa 40 verschiedenen Zeckenarten gefunden, gehäuft bei Lederzecken der Unterfamilie *Ornithodorinae* und vor allem bei Schildzecken der Unterfamilie *Ixodinae*. Die Erreger sind besser an die Lederzecken als an die Schildzecken angepaßt, woraus geschlossen wird, daß die Borrelien in der Entwicklung primär mit den Lederzecken und erst später mit den Schildzecken assoziiert waren. So funktioniert bei den Schildzecken die transovarielle Weitergabe der Borrelien relativ schlecht. Hier ist die Infektionskette Schildzecke-Zeckenwirt-Schildzecke nötig, um die transovarielle Weitergabe zu umgehen und das Überleben der Art zu sichern. Das heißt aber, daß sich *B. burgdorferi* außer an die Zecken selbst noch an deren Wirte anpassen muß – eine beachtliche Leistung bei so verschiedenen Lebensformen, wie es Arthropoden und Wirbeltiere sind.

Ixodes Ricinus

Körperbau

I. ricinus besteht aus einem ungegliederten Körpersack, von dem nur die vier Beinpaare und der Kopf abstehen (Abb. 3). Die Beine, der Kopf und der Rückenschild sind stark sklerosiert, während der weitaus größere Teil der Körperhülle nur schwach oder stellenweise gar nicht sklerosiert ist (Alloscutum). Die Körperhülle ist mit feinen Poren und Kanälen durchsetzt, über die die Feuchtigkeitsaufnahme und die ständige Erneuerung des wachsartigen Schutzüberzugs erfolgt.

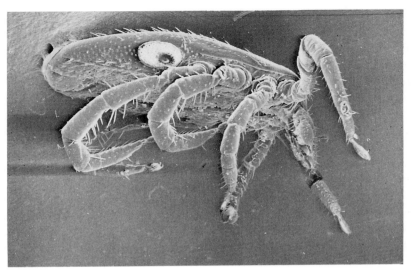

Abb. 3–5. Aufnahmen von *I. ricinus* mit dem Rasterelektronenmikroskop.

Abb. 3. Rechte Seitenansicht. Gut zu sehen sind die vier Beine und der nach unten abgewinkelte Kopf. Hinter dem letzten Bein liegt das große Stigma (5a). Am Tarsus des ersten Beins ist das Hallersche Organ (5b) zu erkennen.

Der Kopf (Capitulum; Abb. 4a und b) trägt in der Mitte das gezackte Stechorgan (Hypostom) mit dem Saugrohr und den beiden Ausführungsgängen der paarigen Speicheldrüsen. Lateral schließt sich ein Paar doppelsegmentiger Kieferfühler (Cheliceren) an, die zu gezahnten Schneidewerkzeugen umgeformt sind, sowie ganz außen ein Paar viersegmentiger keulenförmiger Kiefertaster (Pedipalpen).

Der namensgebende dorsale Schild (Scutum) bedeckt bei den Männchen fast den ganzen Rücken, bei den anderen Stadien nur etwa das obere Rückendrittel. Seitlich am Körpersack liegen die vier sechssegmentigen Beinpaare, die in hakenförmigen Klauen enden (Abb. 5e). Auf der Ventralseite des Körpersacks lassen sich in der Medianlinie die Analöffnung und bei den Adulti die mehr kranial liegende Geschlechtsöffnung erkennen. Lateral, knapp hinter dem letzten Beinpaar, liegen die beiden Stigmata (Abb. 5a), die Öffnungen der Atmungsorgane (Tracheen). Nur die Larven atmen ohne Tracheen direkt durch die Haut, bei ihnen sind also keine Stigmata zu finden. Als weitere Besonderheit verfügen die Larven über nur drei Beinpaare.

11

I. ricinus besitzt auch exokrine Drüsen, die ihr Sekret nach außen abgeben. Zwischen den ersten beiden Beinpaaren mündet das Coxalorgan, das bei Lederzecken die Funktion eines Nephrons hat, bei den Schildzecken jedoch Aufgaben bei der Häutung versieht. Die Weibchen haben außerdem in der Halsfalte die schlitzförmige Öffnung des Généschen Organs und etwas kranial davon – an der dorsalen Kopfbasis – das gemeinsame Mündungsgebiet vieler Einzeldrüsen, die Area porosa (Abb. 5c).

Die kombinierten Sekrete des Généschen Organs und der Area porosa dienen dazu, beim Legen die Eier mit einem schützenden Überzug zu versehen.

Neben vereinzelten Rezeptoren, die über den ganzen Körper verteilt sind, besitzt *I. ricinus* vier eigenständige Sinnesorgane, die unterschiedlich gut auf olfaktorische, gustatorische und visuelle Reize ansprechen sowie Temperatur, Berührung und Vibration registrieren. Die Sinnesorgane werden nach ihrer Lage am Körper bezeichnet. Das Tarsalorgan (Hallersches Organ; Abb. 5b) am Fuß des ersten Beinpaares und das Palpalorgan

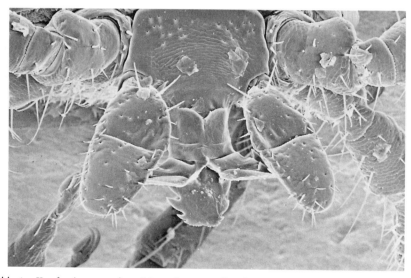

Abb. 4a. Kopfregion von oben. Man erkennt median das Hypostom, halb verdeckt von den Cheliceren; flankiert wird beides von den mächtigen Pedipalpen. In der kaudalen Nackenregion sind die Öffnungen der Area porosa (5c) zu sehen.

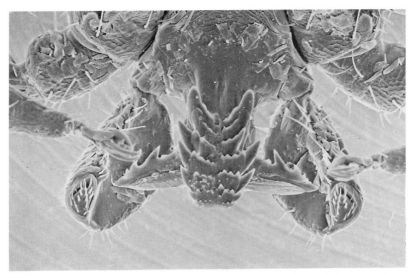

Abb. 4b. Kopfregion von unten. Das Hypostom zeigt auf seiner Ventralseite die dachziegel-
artig gestuften Reihen der Widerhaken. Der überragende Teil der Cheliceren läßt die
sägezahnartigen Schneiden erkennen. Gut sichtbar sind ebenfalls die Sinnesorgane am Ende
der Pedipalpen (5 d) sowie die Klauen des ersten Beinpaares (5 e).

der Kiefertaster (Abb. 5 d) sind die vielseitigsten Sinnesorgane, während das
Cheliceralorgan der Schneidewerkzeuge vorwiegend gustatorisch ausge-
richtet ist. Schließlich ist noch die Region der Photorezeptoren auf dem
Scutum zu nennen, wobei ein eigentliches Auge bei *I. ricinus* nicht
ausgebildet ist.

13

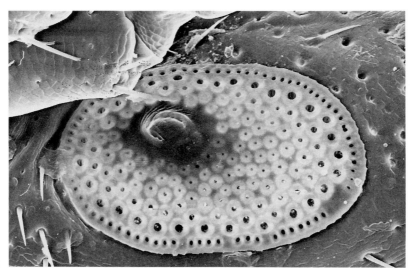

5a

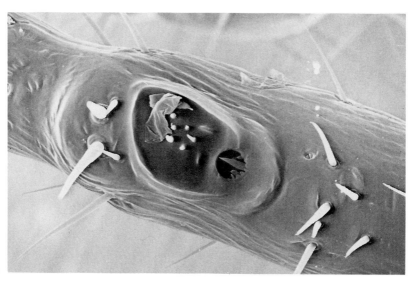

5b

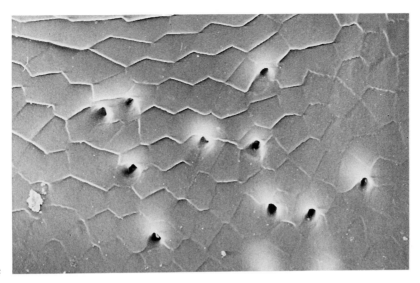

5c

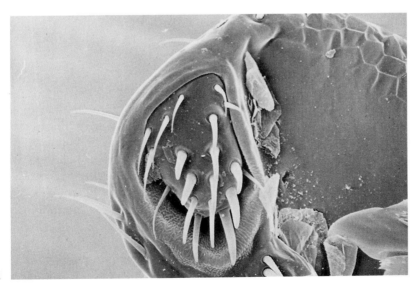

5d

15

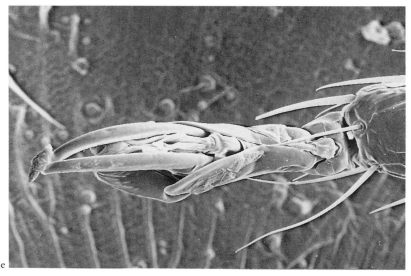

5e

Abb. 5 a–e. Detailansichten. Detailansicht des Stigmas, der äußeren Öffnung der Tracheen (5 a); des Hallerschen Organs, des Sinnesorgans am Tarsus des ersten Beinpaars (5 b); der Area porosa, des Mündungsgebiets verstreuter exokriner Drüsen in der kaudalen Nackenregion (5 c); des Palpalorgans, des Sinnesorgans der Kiefertaster (5 d) und der Klauen am Ende des ersten Beinpaars (5 e).

Entwicklungszyklus

Schema 2 zeigt die Entwicklung von *I. ricinus* aus Eiern über Larven und Nymphen zu Adulti. Die Zecken sind zweigeschlechtlich, aber erst bei den Adulti können äußerlich männliche und weibliche Tiere unterschieden werden. Die Weiterentwicklung der Larven zu Nymphen und der Nymphen zu Adulti erfordert jedesmal eine Häutung, denn wie bei allen Arthropoden kann die Außenhülle der Zecken mit dem Entwicklungsprozeß nicht Schritt halten. Diese Stadien unterscheiden sich morphologisch nur wenig voneinander. Die Zeckenentwicklung stellt somit eine Epimorphose dar, im Gegensatz zu der Metamorphose bei den Insekten, die völlig unterschiedliche Stadien von Larve, Puppe und Imago aufweisen. Während der Epimorphose unterliegen hauptsächlich Derivate des Ektoderms,

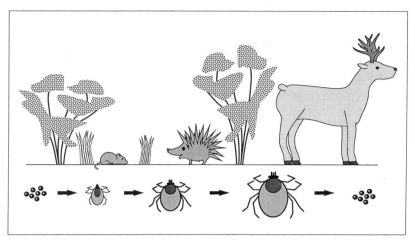

Schema 2. Entwicklungsstadien von Ixodes ricinus

bestimmte Muskelgruppen und die Speicheldrüsen der Histiolyse, während die inneren Organe kontinuierlich ersetzt werden. Die relativ geringfügigen Veränderungen erleichtern ungemein das Überleben von Erregern, was erklärt, weshalb unter all den Arthropoden gerade die Zecken eine solch große Vielfalt und Menge an Mikroorganismen beherbergen.

Vor der Häutung müssen Larven, Nymphen und Adulti je einmal an einem Wirt saugen. Die vollgesaugten Zecken lassen sich vom Wirt aus auf den Boden fallen, um in den obersten Bodenschichten die nächste Häutung bzw. die Eiablage durchzuführen. Nur die Männchen zeigen ein anderes Verhalten: wenn ihre Häutung noch nicht lange zurückliegt, benötigen sie zur Befruchtung gar keine Mahlzeit. Andernfalls saugen sie wenig und schnell, kriechen dann sofort unter die Weibchen und begatten diese vor oder noch während deren tagelangen Saugakts, um anschließend abzufallen und zu sterben. Die befruchteten Weibchen legen bis zu 4 Wochen nach der Mahlzeit zwischen 2000 und 3000 Eier in einem einzigen großen Gelege ab und sterben dann ebenfalls. Parthenogenese wurde bei *I. ricinus* nicht beobachtet.

Die Weiterentwicklung der einzelnen Stadien von *I. ricinus* (Tab. 1) unterliegt einer jahreszeitlichen Periodik, die von der durchschnittlichen Temperatur und Lichtdauer bestimmt wird. Dies führt bezüglich der Wirtssuche zu dem charakteristischen biphasischen Auftreten der Zecken-

17

TABELLE 1. Durchschnittswerte zu den Stadien von Ixodes ricinus. (Modifiziert nach: Balashov, 1972; Obenchain und Galun, 1983; Lane et al. 1991.)

Parameter	Larven	Nymphen	Weibchen
Körpergröße	0,5 mm	1 mm	2,8 mm (m 1,5 mm)
Vegetationszone	niedrige Kraut-schicht	höhere Kraut-schicht	Buschzone
Bodenabstand	wenige cm	bis 0,5 m	bis 1 m
bevorzugte Wirte	Kleinsäuger, Vögel, Eidechsen	größere Säuger, Vögel, Eidechsen	große Säuger
Saugdauer	2–5 Tage	2–7 Tage	7–11 Tage (m wenn, dann kurz)
Gewicht vor/nach Mahlzeit	0,03 mg/0,42 mg	0,20 mg/4,11 mg	2,00 mg/247,60 mg
Durchseuchung mit B. burgdorferi	bis zu 5%	bis zu 20%	bis zu 40%

stadien, bei dem einer Pause im Hochsommer und Winter jeweils eine aktive Phase im Herbst bzw. Frühjahr folgt. Weil die Larven erst noch schlüpfen müssen, saugen sie später als die Nymphen und Adulti. Diese zeitliche Verzögerung kann eine Durchseuchung der Zecken mit Borrelien fördern, wenn die Larven an Wirten saugen, die vorher von Nymphen oder Adulti infiziert worden waren. Saisonale Schwankungen und lokale Faktoren bewirken jedoch eine Desynchronisation dieser Periodik.

Vorkommen

Das Vorkommen der Zecken wird von verfügbaren Wirten, durchschnittlicher Lufttemperatur und Luftfeuchtigkeit bestimmt. Als kleine Lebewesen haben Zecken eine ungünstige Relation von Körperoberfläche zu Körpervolumen und verlieren deswegen leicht Flüssigkeit. Der Verlust wird durch Wasseraufnahme über die Körperoberfläche ausgeglichen, was Energie kostet. Der Energievorrat der Zecken und damit ihre Lebensdauer hängt somit von den Phasen aktiver Bewegung, der Umgebungstemperatur und der relativen Luftfeuchte ab. In Laborversuchen überlebten Weibchen von *I. persulcatus* in Ruhe bei 3° C und 98% relativer Luftfeuchte zwei Jahre, bei 25° C und 98% relativer Luftfeuchte vier Monate, bei 25° C und 80% relativer Luftfeuchte weniger als einen Monat; stimulierte Aktivität reduzierte diese Zeiten drastisch. Eine vergleichbare Abhängigkeit begrenzt das Vorkommen von *I. ricinus* auf die Fläche zwischen dem 40. und 60. Breitengrad, dem Wolgagebiet und der Atlantikküste. Ihre Anspruchslosigkeit hat *I. ricinus* zu der häufigsten und weitestverbreiteten Zeckenart innerhalb dieses Gebiets gemacht.

Im US-Bundesstaat Maryland wurden 100 m lange Streifen quer zum Waldrand nach *I. dammini* abgesucht. Diese Aktion ergab, daß 25% der adulten Zecken im tieferen Wald zu finden waren, 66% am Waldrand, und die restlichen 9% auf angrenzenden Weideflächen, manchmal mehrere Meter vom Waldrand entfernt. Da Zecken keine menschenscheuen Lebewesen sind, dringen sie bei günstigen Bedingungen auch durchaus bis in Hausnähe vor. Die Untersuchung eines zersiedelten Vororts im US-Bundesstaat New York zeigte, daß sich zwar 67% der *I. dammini* erwartungsgemäß im Waldgelände aufhielten, aber bereits 22% außerhalb des Waldes auf ungenutzten Grundstücken, 9% im Gartenbereich und immerhin 2% auf dem gepflegten Hausrasen. Für *I. ricinus* wurden ähnliche Ergebnisse aus verschiedenen deutschen Bundesländern berichtet.

Zecken unterscheiden nicht zwischen natürlichem Wald und Grünanlage. Sie können mühelos bis ins Zentrum der Großstädte vordringen, wenn innerstädtische Parkanlagen über »grüne Korridore« mit umliegenden Zeckengebieten in Verbindung stehen, wie Studien aus Philadelphia im US-Bundesstaat Pennsylvania für *I. dammini* und aus München für *I. ricinus* demonstrieren. Aber selbst isolierte innerstädtische Parkanlagen können Zecken beherbergen, wenn sie einmal – wahrscheinlich durch Vögel – eingeschleppt worden sind, wie das Vorkommen von *I. ricinus* in zwei Londoner Parks zeigt.

Wirte

Untersuchungen sprechen dafür, daß *I. ricinus* prinzipiell an allen verfügbaren Vertebraten parasitiert. Besonders häufig wird *I. ricinus* allerdings auf Hirschen und Mäusen gefunden. Dabei ist nicht klar, ob diese beiden Tierarten echte Präferenzwirte darstellen, oder ob sie im Aufenthaltsbereich von *I. ricinus* schlichtweg am häufigsten vorkommen. Für letztere Annahme spricht, daß Zecken entsprechend häufiger alternative Wirte befallen, wenn keine Hirsche und Mäuse verfügbar sind. So wird

I. ricinus auf Schären vor der schwedischen Küste, wo keine Mäuse vorkommen, dafür an Ratten, Hasen und Möwen gefunden. Ähnliches wurde für *I. dammini* auf dem mäusefreien Monhegan Island vor der Küste des US-Bundesstaats Maine berichtet.

Außer an Säugern parasitiert *I. ricinus* an Eidechsen und an Vögeln. Bei letzteren dominieren erwartungsgemäß Vogelarten, die viel auf dem Boden herumhüpfen. Vögel spielen in zweierlei Hinsicht eine wichtige Rolle: einmal als Ersatzwirte, wenn Säugetiere fehlen, und zum anderen als Transporter der Zecken über größere Strecken. Die schnelle, ungleichmäßige und überspringende Ausbreitung der Borreliose im Nordosten der Vereinigten Staaten wird mit dem Verschleppen der Zecken durch Vögel erklärt. *I. ricinus* kann entlang der Flugrouten unserer Zugvögel bis nach Marokko und Tunesien hinein gefunden werden.

Auch die Nutz- und Haustiere des Menschen werden in unterschiedlichem Ausmaß von Zecken befallen. In diesem Zusammenhang soll hier nur auf Berichte eingegangen werden, wonach eine erhöhte Infektionsgefahr für Haustierhalter bestehen soll. Während für andere Borrelienarten die Übertragung mittels Kontaktinfektion, beispielsweise über die Hämolymphe zerquetschter Zecken, gesichert ist, gibt es für *B. burgdorferi* nur vereinzelte Berichte, wonach sich Tiere gegenseitig über den Urin infiziert haben sollen. Bis diese Meldungen endgültig bestätigt sind, erscheint eine direkte Infektion bei diesem Erreger als äußerst unwahrscheinlich. Da im Gegensatz zu den Lederzecken die Schildzecken pro Stadium nur einmal saugen und während des Saugens nicht den Wirt wechseln, stellen an Haustieren parasitierende Schildzecken ebenfalls keine Gefahr dar. Allenfalls könnten hungrige Zecken, beispielsweise beim Streicheln von Tieren oder beim Ausnehmen von Jagdwild, auf den Menschen übergehen. Von Haustieren in die Wohnung eingeschleppte Zecken überleben die niedrige Luftfeuchtigkeit und die offene Fußbodenbeschaffenheit unserer Wohnungen nicht, wie die gelegentlichen Funde an mumifizierten Zecken, den meisten Hundebesitzern wohlvertraut, deutlich belegen.

Wirtsfindung

Die Zeckenarten sind hinsichtlich der Wirtsspezifität zwischen zwei Extremen angesiedelt: der völligen Abhängigkeit von einer bestimmten Wirtsspezies einerseits und dem völligen Fehlen einer Wirtsspezifität andererseits. Auf bestimmte Wirte spezialisierte Zecken bleiben entweder bei ihrem Wirt und werden Nestparasiten, wie fast alle Lederzecken und einige wenige Schildzecken, oder sie müssen diesen Wirt gut orten und verfolgen können, werden also aktive Jäger. Umgekehrt gilt: je weniger eine Zecke auf bestimmte Wirte spezialisiert ist, desto eher kann sie auf zufällig vorbeikommende Wirte zurückgreifen. Gerade *I. ricinus* ist das Extrembeispiel einer passiv lauernden Zecke ohne Wirtsspezifität.

Nach der Häutung verharren die Zecken noch für einige Zeit reaktionslos. Erst dann beginnt die aktive Phase, in der sie auf Reize ansprechen und sich bewegen. Zur Wirtsfindung erklettert *I. ricinus* die Unter- bzw. Schattenseite der Vegetation. Die verschiedenen Stadien verbleiben dabei in bestimmten Höhenbereichen, die etwa der Rumpfhöhe ihrer häufigsten Wirte entsprechen. Die weitverbreitete Meinung, *I. ricinus* würde sich von Bäumen herab auf die Wirte fallen lassen, ist völlig unsinnig. An einer günstigen exponierten Stelle angelangt, verharrt die Zecke in der Ruhestellung, erkennbar an den angefalteten Beinen. Ausgedehnte Verhaltensstudien in England haben gezeigt, daß *I.-ricinus*-Weibchen in einer Saison durchschnittlich 90 Tage lang aktiv waren, aber diese Zeit meist in der Bodenzone verbrachten. Nur für die Gesamtdauer von neun Tagen wurden einige Ausflüge in höhere Vegetationszonen unternommen. Der begrenzte Energievorrat gestattet den Zecken also nur wenige Versuche der Wirtsfindung.

Auf einen adäquaten Reiz hin (Erschütterung, Schattenwurf, Geruch) richtet sich die Zecke sofort auf, hält sich mit den hinteren Beinpaaren an der Pflanze fest und strampelt mit dem vorderen Beinpaar, um mit Hilfe der Hallerschen Organe und auch der Palpalorgane die Reizquelle zu lokalisieren. Erfolgt in der aktivierten Phase eine Berührung, klammert sich die Zecke sofort an dem vorbeistreifenden Gegenstand fest. Findet die Zecke keinen Wirt, verändert sie in unregelmäßigen Abständen ihren Standort. Phasen des Abwartens und des Positionswechsels wechseln sich solange ab, bis entweder Wirtskontakt erfolgt oder der Flüssigkeitsverlust zu groß wird. In diesem Fall zieht sich die Zecke zum Regenerieren wieder in die Bodenzone zurück.

Auf diesem Beuteverhalten beruht auch die gebräuchlichste Fangmethode für Zecken: man zieht ein Stück Tuch über die Vegetation und braucht anschließend nur die Zecken abzusammeln, die sich daran festgeklammert haben. Die Ergebnisse kann man sogar semiquantifizieren als Zeckenzahl pro Sammelstunde, pro Sammelfläche, oder pro Tucheinsatz. Während diese Methode jedoch nur Aussagen über das allgemeine Vorkommen der Zecken liefert, erfaßt das Absammeln von Zecken aus dem

Fell gefangener oder erlegter Tiere die Wirtsverteilung. Manchmal werden auch fest installierte Zeckenfallen aus Trockeneisbehältern eingesetzt. Die vom ausströmenden Kohlendioxid angelockten Zecken bleiben an Klebestreifen hängen, die um den Behälter angebracht sind. Dabei sollte bedacht werden, daß diese Fallen eigentlich entwickelt wurden, um den Aktionsradius von aktiv anpirschenden Zeckenarten zu erfassen, zu denen *I. ricinus* nicht gehört.

Zur Frage des Aktionsradius wurden besonders in den 50er Jahren ausgedehnte Studien durchgeführt. In Rußland beispielsweise wurden 7500 Exemplare der Art *I. persulcatus* farblich markiert, anschließend in verschiedenen Entfernungen zu einem stark frequentierten Waldweg ausgesetzt, und nach einem Monat wieder gesucht. Bei Entfernungen von 50 m und 25 m zum Waldweg verblieben 90% der Zecken gleichmäßig innerhalb eines Kreises mit 5 m Radius, bei einer Entfernung von 10 m waren 22% der Zecken in Richtung der Reizquelle gewandert, und bei einer Entfernung von 5 m waren nach dem einen Monat fast alle Zecken entlang des Wegs versammelt. Ähnliche Ergebnisse für *I. ricinus* aus England lassen darauf schließen, daß diese Zecke zwar eine horizontale Aktivität entfaltet, jedoch nicht, um aktiv zu jagen, sondern um an Orte mit höherer Wirtsdichte zu gelangen.

Saugakt

Auf dem Wirt angelangt, sucht *I. ricinus* vor allem mit Hilfe der Palpalorgane nach einer geeigneten Stelle zum Saugen, was manchmal Stunden in Anspruch nehmen kann. Dann eröffnet die Zecke mit ihren Cheliceren die Epidermis und führt das Hypostom durch den Hautdefekt ein. Die höher entwickelten Schildzeckenarten setzen nur geringfügige Hautläsionen, was bedeutet, daß das Hypostom zur Haftung mit einer von den Speicheldrüsen sezernierten Kittsubstanz in der Wunde festzementiert werden muß. *I. ricinus* gehört jedoch zu den primitiveren Schildzecken, die noch keinen oder sehr wenig Zement produzieren, sondern ihr Hypostom mittels der Widerhaken verankern. Weil *I. ricinus* deswegen das Hypostom so tief wie möglich einschiebt, entstehen unangenehme, nekrotisierende Wunden, die zu Sekundärinfektionen neigen.

Bedingt durch die unterschiedliche Körpergröße und Hypostomlänge bohren sich die verschiedenen Stadien von *I. ricinus* verschieden tief ein. Während die Larven nur das Stratum papillare und die Nymphen das Stratum reticulare der Cutis erreichen, dringen die Weibchen bis in die

Subcutis vor. Dies resultiert in der Aufnahme unterschiedlichen Bluts, vom Kapillarblut der papillären Kapillarschlingen bis zum Vollblut der subkutanen Gefäße. Die Zecken saugen aber nicht direkt aus den Blutgefäßen, sondern aus der Wundgrube, in die noch Gewebsflüssigkeit und Zellreste gelangen. In diese Mischung tauchen auch die Cheliceralorgane ein, welche darüber ständig den Zustand der Saugstelle überwachen. Die Cheliceralorgane nehmen somit eine Schlüsselstellung zur Steuerung der verschiedenen Phasen des Saugakts ein.

Im Gegensatz zu den blutsaugenden Insekten, die im Darmlumen verdauen, speichern die Zecken dort ihre Mahlzeit nur und verarbeiten sie anschließend intrazellulär in der Darmmukosa. Die Digestionszellen differenzieren sich mit Beginn der Nahrungsaufnahme aus Vorläuferzellen, was etwa 24 Stunden benötigt. Erst danach ist die kontinuierliche Verdauung möglich, die zu der ständigen Größenzunahme der Zecken führt. Gegen Ende des Saugakts stagniert die Verdauung, während die Zecke weiter saugt und dadurch überproportional anschwillt. Diese Nahrungsmenge dürfte als Energievorrat für die im Anschluß erfolgenden Stoffwechselvorgänge dienen. Der ganze komplizierte Vorgang der Nahrungsaufnahme zieht sich über mehrere Tage hin. Saugdauer und Nahrungsmenge sind dabei von vielen Faktoren abhängig wie Zeckenstadium, Wirtsspezies, Lokalisation auf dem Wirt und Umgebungstemperatur.

Um beim Saugakt ohne die sonst notwendige Häutung in kurzer Zeit ein Vielfaches an Größe zunehmen zu können, besitzen die Zecken eine riesige Menge an Reservehaut. Diese Reservehaut liegt in dicht gepreßten Falten vor, die sich beim Saugakt entfalten. Zudem setzt mit der Nahrungsaufnahme eine fieberhafte Neusynthese von Hautmaterial ein, das in die bestehende Körperhülle eingebaut wird. Messungen des Hautdurchmessers zeigten außerdem, daß das Alloscutum während der Nahrungsaufnahme etwas dünner wird, also in geringem Ausmaß dehnbar ist.

Das Blut der Vertebraten ist gegenüber der Hämolymphe der Zecken hypoton. Deswegen, und wahrscheinlich auch aus Platzgründen, müssen die Zecken die aufgenommene Nahrung eindicken und überschüssige Flüssigkeit ausscheiden. Die Flüssigkeits- und Ionenbilanzierung während des Saugakts erfolgt bei den Schildzecken über ihre Speicheldrüsen, wobei sich Saugen und Speicheln abwechseln. Daneben wird oftmals Regurgitieren von Darminhalt beobachtet. Die Gewichts- bzw. Volumenzunahme der Zecken ist erheblich; die Weibchen von *I. ricinus* etwa nehmen über das 200fache an Körpergewicht zu.

Bei einigen Zeckenarten sind Speichelbestandteile mit anästhesierenden, entzündungs- und gerinnungshemmenden, toxischen und proteolytischen Wirkungen bekannt. So verhindert der Rohextrakt aus den Speicheldrüsen eines *I.-ricinus*-Weibchens die Gerinnung von 2 ml Schafsblut länger als 12 Stunden. Die meisten Inhaltsstoffe sind jedoch lediglich von der Wirtsreaktion her postuliert, wie etwa ein anästhesierender Stoff wegen der fehlenden Schmerzempfindung beim frischen Zeckenbiß. Auch der heterogene Aufbau der Speicheldrüsen, die aus dreierlei Acini mit jeweils mehreren verschiedenen Zellarten bestehen, läßt vermuten, daß vielerlei Substanzen sezerniert werden.

Die Infektion

Abgesehen von den gelegentlichen Fällen, bei denen Stiche alternativer Vektoren eine Borreliose verursacht haben, ist der Zeckenbiß der entscheidende Übertragungsmodus für *B. burgdorferi*. Der Fall aus Southampton im US-Bundesstaat New York, wonach ein Patient während einer Notoperation Vollblut von seiner unbemerkt an Lyme-Borreliose erkrankten Ehefrau erhielt und darüber selbst infiziert wurde, dürfte sich nicht oft wiederholen.

Als naheliegende Erklärungen der Borrelienübertragung während des Zeckenbisses bieten sich das Regurgitieren und/oder die Speichelsekretion an. Beides erfolgt bereits sehr frühzeitig, weswegen man eine baldige Übertragung der Erreger erwarten dürfte. Der Infektionsweg ist jedoch wesentlich komplizierter, wie die Versuche der US-amerikanischen Bundesgesundheitsbehörde mit experimentell infizierten *I.-dammini*-Zecken gezeigt haben. Ließ man diese Zecken an Mäusen und Kaninchen saugen, konnten erst nach 36 bis 48 Stunden Saugdauer Borrelien an der Bißstelle nachgewiesen werden.

Untersucht man solche vorinfizierten Zecken auf die Verteilung von *B. burgdorferi*, so findet man diese typischerweise im Lumen des stark verzweigten Mitteldarms. Nur selten liegt eine systemische Infektion der Zecken vor, wobei dann die Zentralganglien fast immer befallen sind, während die der Ausscheidung dienenden Malpighischen Schläuche, die Ovarien und die Speicheldrüsen einen inkonstanten, weniger häufigen Befall zeigen. Die extrapolierte Zahl wirtssuchender Zecken, die systemisch infiziert sind und zudem einen Befall der Speicheldrüsen haben, erscheint als zu gering, um die vorgefundene Durchseuchung ihrer Wirte mit

Borrelien zu erklären. Wider Erwarten werden auch keine Erreger im Verlauf des oberen Verdauungstrakts gefunden, womit das Regurgitieren als Infektionsmodus ausscheiden dürfte. Der Grund, weswegen Borrelien während des Regurgitierens nicht mit dem Darminhalt nach oben gerissen werden, liegt entweder in einer starken Verankerung der Erreger an der Darmwand, oder es sind zum Zeitpunkt des ersten Regurgitierens keine Borrelien mehr im Darmlumen zu finden.

Tatsächlich zeigen histologische Untersuchungen, daß *B. burgdorferi* mit Beginn der Nahrungsaufnahme das Darmlumen der Zecken verläßt. Es ist nicht klar, ob die Signalwirkung von der Nahrung selbst ausgeht, beispielsweise wegen der aufgenommenen zellulären und humoralen Abwehrkomponenten des Zeckenwirts, oder von der beginnenden Ausdifferenzierung der Verdauungszellen. Außerhalb des Darms gelangen die Borrelien zunächst in die Hämolymphe der Zecke, von der aus sie die verschiedenen anderen Organe erreichen können. Werden dabei die Speicheldrüsen infiziert, erfolgt dann letztendlich doch über den sezernierten Speichel die Ansteckung. Dieser komplizierte Ablauf erklärt die zeitliche Verzögerung bei der Infektion des Zeckenwirts.

Weil der Umweg der Borrelien vom Darmlumen über die Hämolymphe in die Speicheldrüsen bei jedem Stadium aufs neue stattfinden muß, da die Speicheldrüsen während der Häutung umgebaut werden, bleibt eine Zecke nicht automatisch infiziös. Prinzipiell jedoch können die Borrelien im Leben einer Zecke um so öfter weitergegeben werden, je früher sich die Zecke infiziert hatte. Steckt sich eine Zecke bereits als Larve an, kann sie die Erreger theoretisch noch zweimal weitergeben, als Nymphe und Weibchen. Als Nymphe ist sie nur noch einmal infiziös, und bei den Weibchen besteht nur noch die Gefahr der transovariellen Weitergabe.

Die Schwierigkeiten bei der transovariellen Weitergabe von *B. burgdorferi* in den Weibchen erklären sich ebenfalls aus dem komplizierten Infektionsweg. Zunächst einmal werden die Ovarien nicht immer befallen. Selbst wenn der Befall der Ovarien erfolgt, kommt es zu einem zeitlichen Wettlauf mit den Oozyten, die sich mit Beginn der Zeckenmahlzeit weiterdifferenzieren. Die Oozyten können nur infiziert werden, solange sich die schützende Kutikularmembran nicht gebildet hat. Und schließlich führt, abgesehen von diesen Schwierigkeiten, die erfolgte Infektion oftmals zur Fehlfunktion oder zum Absterben der Oozyten. Gelingt jedoch die transovarielle Weitergabe der Borrelien, leben auf engem Raum plötzlich viele Hundert vorinfizierte Larven, die bereits mit dem ersten Saugen selbst infiziös sein können. Wahrscheinlich erklärt dies die stark unterschiedlichen lokalen Ergebnisse epidemiologischer Studien, was die Durchseuchungsraten von Zecken und ihrer Wirte betrifft.

Sieht man von den seltenen Fällen der Zecken mit vorbestehender Speicheldrüseninfektion sowie den transovariell vorinfizierten Larven ab, so dürften nach Abwägung aller Punkte die Nymphen das gefährlichste Zeckenstadium für den Menschen darstellen. Die Weibchen haben zwar öfter gesaugt und sind darüber eher infiziert; zudem suchen sie bevorzugt größere Wirt auf. Andererseits können gerade die großen Weibchen schnell entdeckt und gut entfernt werden, noch ehe sie die Borrelien in die Wunde eingebracht haben. Demgegenüber werden die winzigen Larven bestimmt übersehen, dafür sind sie wiederum recht selten infiziert und befallen eher kleine Wirte.

Prophylaxe

Welche Möglichkeiten bestehen, die Infektionsgefahr zu verringern? Die Borrelien selbst leben nur innerhalb der Zecken und der Zeckenwirte. Solange eine Impfung gegen Borrelien nicht verfügbar ist, kann die Prophylaxe nur an den Zecken ansetzen. Die bisherigen Versuche der Zeckenbekämpfung sind jedoch kaum in großem Stil praktizierbar. Das Dilemma besteht darin, daß sich der Lebensraum der Zecken so sehr mit unserem deckt, daß alle Maßnahmen gegen diese Tiere als Bumerang gegen uns wirken. Dies sollen einige Beispiele zur Bekämpfung von *I. dammini* in den USA belegen, die zwar die Zeckenzahl teilweise drastisch dezimierten, aber durch die unbekümmerte Wahl der Mittel befremden.

In 3 ha großen Waldgebieten Neuenglands wurden über einen Zeitraum von 3 Jahren Baumwollstückchen ausgelegt, die mit dem Akarizid Permethrin getränkt waren und von den Mäusen zum Auspolstern ihrer Nester verwendet werden sollten. Auf 101 Grundstücken im US-Bundesstaat New York wurden die Insektizide Carbaryl, Chlorpyrifos und Cyfluthrin im Juni bzw. September flächendeckend verbreitet. Auf Shelter Island vor New York wurden kontrolliert 15 ha Wald abgebrannt, was über einen Zeitraum von mehreren Jahren wiederholt werden soll. In anderen Versuchsgebieten wurde mit der maschinellen Rodung von Wald und Gebüsch und dem Abmähen von Grasflächen gearbeitet. Auf Great Island vor der Küste des US-Bundesstaats Massachussetts wurden alle 35 Hirsche bis auf 1 oder 2 besonders gewitzte Exemplare abgeschossen.

Die Bürgervereinigung »Lyme Disease Coalition of New Jersey« empfiehlt in einem Rundschreiben folgenden Jahresplan: am 15. April einen fünf Meter breiten Streifen entlang der Waldränder und Buschzonen mit flüssigen Akariziden besprühen; am 15. Mai granuläre Akarizide in Wald und Gebüsch ausstreuen; im Spätsommer Akarizid-getränkte Baumwollstückchen auslegen; und schließlich nach dem herbstlichen Laubfall flüssige Akarizide in Wald und Gebüsch versprühen. Immerhin enthält das Rundschreiben noch die Aufforderung, sich die Beipackzettel der Chemikalien durchzulesen, Schutzkleidung zu tragen und Spielplätze auszusparen bzw. die Kinder nicht draußen spielen zu lassen.

Zu den sogenannten Akariziden sei gesagt, daß die Wirkung natürlich nicht auf die Zecken beschränkt ist. Der frühere enthusiastische Umgang mit DDT und ähnlichen Mitteln sollte uns eigentlich Warnung genug sein, unsere Umwelt nicht noch mehr zu belasten. Darunter fällt auch die Empfehlung, die Kleidung und besonders deren Öffnungen vorsorglich mit Repellents zu besprühen (von der WHO vorschlagene Substanzen sind Benzylbenzoat, Diethyltoluamid, Dimethylcarbat, Dimethylphtalat und Indalon). Dieser Ratschlag war ursprünglich gegen anderweitig infektiöse Zecken in Zentralafrika gedacht und erscheint hierzulande eher fehl am Platz.

Wenn wir diese Maßnahmen ablehnen, müssen wir uns an ein Leben mit den Zecken gewöhnen. Dies ist nicht gleichbedeutend mit Resignation, sondern heißt im Gegenteil, an die Möglichkeit eines Zeckenbefalls zu denken und daraus relativ einfache Verhaltensregeln abzuleiten. Anstelle der kämpferischen Parole der Selbsthilfegruppen Neuenglands »Be a tick terminator!« wäre demnach das umweltfreundliche Motto zu setzen: »Be a tick escaper…«.

Praktische Ratschläge

- zeckenreiche Vegetationszonen meiden, wie dichtes Unterholz und Waldränder, besonders jedoch die Seiten der Waldwege und Wildwechsel.
- adäquate Kleidung tragen, vor allem Socken und lange Hosen. Kleidung mit engschließenden Öffnungen wählen, die Socken über die Hosenbeine stülpen und das Hemd in die Hose stecken. Gegen helle Kleidung können anhaftende Zecken besser erkannt werden.
- nach der Exposition die Kleidung ablegen, kräftig duschen und den Körper absuchen. Wer ganz sicher gehen will, kann das Kleiderbündel einige Zeit im Wäschetrockner erwärmen. Hunde nach dem Spaziergang noch vor der Wohnungstür sorgfältig ausbürsten.

– saugende Zecken möglichst rasch entfernen. Die Zecke mit einer Pinzette fassen und unter mehrmaligem Drehen in beliebiger Richtung langsam aber stetig nach hinten aus der Haut ziehen. Bei Schwierigkeiten einfach den Zeckenkörper vom Kopf abreißen, denn der Kopf ist nicht weiter infektiös und wird von selbst abgestoßen. Keinesfalls die Speichelsekretion der Zecke anregen, also die Zecke nicht mit Klebstoff, Speiseöl o. ä. beträufeln und die Zecke nicht unnötig quetschen.

– die Bißstelle mehrere Wochen beobachten, ob sich ein Erythema migrans entwickelt; dabei auch auf Allgemeinsymptome achten. Statt der serologischen Verlaufskontrolle wäre es wahrscheinlich hilfreicher und billiger, die entfernten Zecken an eine Untersuchungsstelle einzuschicken, in der festgestellt werden kann, ob die Zecken überhaupt Träger von *B. burgdorferi* waren.

Literatur

BALASHOV YS. Bloodsucking ticks *(Ixodidae)* – vectors of diseases of man and animals. Miscell Publ Entomol Soc Am 1972; Vol. 8/5.

BARBOUR AG, HAYES SF. Biology of Borrelia species. Microbiol Rev 1986; 50: 381–400.

BERGMANN J, LIEBISCH A, POHLMEYER K. Borreliose. Zum Vorkommen der einheimischen Borreliose bei Zecken, Wild- und Haustieren in einem niedersächsischen Moor. Vet 1992; 2: 12–5.

BURGDORFER W, HAYES SF, CORWIN D. Pathophysiology of the Lyme disease spirochete, *Borrelia burgdorferi*, in Ixodid ticks. Rev Infect 1990; 11(Suppl 6): S 1442–50.

FRIEDHOFF KT. Interaction between parasite and tick vector. Int J Parasitol 1990; 20: 525–35.

KAUFMAN WR. Tick-host interaction: a synthesis of current concepts. Parasitol today 1989; 5: 47–56.

KIM KC, ed. Coevolution of parasitic arthropods and mammals. Appendix A: List of parasitic arthropods associated with mammals. Appendix B: List of mammals and their parasitic arthropods. New York: John Wiley & Sons 1985: A683–713, B715–44.

LANE RS, PIESMAN J, BURGDORFER W. Lyme borreliosis: relation of its causative agent to its vectors and hosts in North America and Europe. Annu Rev Entomol 1991; 36: 587–609.

LIEBISCH A, OLBRICH S, BRAND A, LIEBISCH G, MOURETTOU-KUNITZ M. Natürliche Infektionen der Zeckenart *Ixodes hexagonus* mit Borrelien *(Borrelia burgdorferi)*. Tierärztl Umschau 1989; 44: 809–10.

MAGNARELLI LA, ANDERSON JF. Ticks and biting insects infected with the etiologic agent of Lyme disease, *Borrelia burgdorferi*. J Clin Microbiol 1988; 26: 1482–6.

MATUSCHKA FR, FISCHER P, HEILER M, RICHTER D, SPIELMAN A. Capacity of European animals as reservoir hosts for the Lyme disease spirochete. J Infect Dis 1992; 165: 479–83.

MAUPIN GO, FISH D, ZULTOWSKY J, CAMPOS EG, PIESMAN J. Landscape ecology of Lyme disease in a residential area of Westchester County, New York. Am J Epidemiol 1991; 133: 1105–13.

OBENCHAIN FD, GALUN R, eds. Physiology of ticks. In: Current Themes of Tropical Science. Oxford: Pergamon 1983; Vol. I.

PIESMAN J, MATHER TN, SINSKY RJ, SPIELMAN A. Duration of tick attachment and *Borrelia burgdorferi* transmission. J Clin Microbiol 1987; 25: 557–8.

PIESMAN J, MAUPIN GO, CAMPOS EG, HAPP CM. Duration of adult female *Ixodes dammini* attachment and transmission of *Borrelia burgdorferi,* with description of a needle aspiration isolation method. J Infect Dis 1991; 163: 895–7.

RIBEIRO JMC, MATHER TN, PIESMAN J, SPIELMAN A. Dissemination and salivary delivery of Lyme disease spirochetes in vector ticks *(Acari: Ixodidae).* J Med Entomol 1987; 24: 201–5.

RITTIG MG, KRAUSE A, HÄUPL T, SCHAIBLE UE, MODOLELL M, KRAMER MD, LÜTJEN-DRECOLL E, SIMON MM, BURMESTER GR. Coiling phagocytosis is the preferential phagocytic mechanism for *Borrelia burgdorferi.* Infect Immun 1992; 60: 4205–12.

SCHUTZER SE (ed). Lyme disease: molecular and immunologic approaches. Curr Comm Cell Mol Biol 6. CSHL Press, New York 1992.

ZUNG JL, LEWENGRUB S, RUDZINSKA MA, SPIELMAN A, TELFORD SR, PIESMAN J. Fine structural evidence for the penetration of the Lyme disease spirochete *Borrelia burgdorferi* through the gut and salivary tissues of *Ixodes dammini.* Can J Zool 1989; 67: 1737–48.

IV. International Conference on Lyme Borreliosis, Stockholm, Sweden, June 1990. Scand J Infect Dis 1991, Suppl. 77.

V. International Conference on Lyme Borreliosis, Arlington, VA, May–June 1992. Fed Am Soc Exp Biol.

Von der Maus zum Menschen – Lyme-Borreliose in Wild-, Haus- und Labortieren

U. E. SCHAIBLE, L. GERN, M. D. KRAMER, K. KURTENBACH, C. MUSETEANU, R. WALLICH, M. M. SIMON

Einleitung

Die Lyme-Borreliose wurde zuerst beim Menschen beschrieben (55). Es ergab sich aber im Verlauf der jetzt fast 15jährigen Forschungstätigkeit, daß auch andere Säugetiere, ja sogar Vögel und vielleicht Reptilien dem Erreger der Lyme-Borreliose, der Spirochäte *Borrelia burgdorferi (B. burgdorferi)*, als Wirt dienen können. Viele Tiere, auf denen Zecken der Gattung *Ixodes*, die Vektoren der Lyme-Borreliose, parasitieren, können auch von Borrelien infiziert werden. So wurden *B.-burgdorferi*-Infektionen bei Haustieren wie Wildtieren beschrieben. Wildmäuse spielen eine wichtige Rolle als natürliche Reservoirtiere für den Erreger. Studien an Labormäusen erbrachten wichtige Erkenntnisse zur Rolle der Immunantwort bei der Lyme-Borreliose.

Wildmäuse als Reservoirtiere für *Borrelia burgdorferi*

Die endemische Verbreitung der Lyme-Borreliose wird durch das Vorkommen ihrer Vektoren – des Holzbocks *Ixodes ricinus* in Europa (4), *I. persulcatus* in Osteuropa und Asien (29), *I. pacificus* (12), *I. dammini* (11) und *I. scapularis* (37) in Nordamerika – bedingt. Die ökologischen Bedürfnisse der Zecken, aber auch ihrer Wirtstiere bestimmen die Verbreitung der Lyme-Borreliose. Die unterschiedlichen Entwicklungsstadien der Zecke – Larve, Nymphe, geschlechtsreife Männchen und Weibchen – bevorzugen unterschiedliche Wirtstiergruppen (Abb. 1). Während Larven und Nymphen vor allem kleine Säugetiere und Vögel zur Blutmahlzeit aufsuchen, finden sich erwachsene Zecken vor allem an großen Säugern wie Hirschen, Rehen, Hunden, Schafen und Rindern.

Die Übertragung der Borrelien von der Mutterzecke auf die Eier bzw. Larven ist ein eher seltenes Phänomen (33). Deshalb nimmt es nicht

31

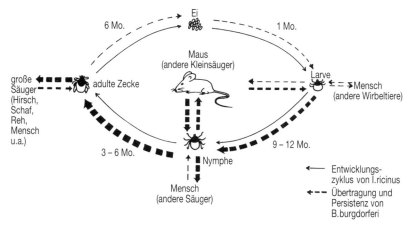

Abbildung 1. Entwicklungszyklus des europäischen Holzbockes Ixodes ricinus und Infektionskreislauf von Borrelia burgdorferi in Europa

Wunder, daß in der Natur nur ca. 1–3% der Larven, aber 10% der Nymphen und sogar 20–30% der erwachsenen Zecken infiziert sind (60). Aus diesem Grund wird angenommen, daß sich Larven an ihren ersten Wirten infizieren. Kleinen Säugetieren wie der Rötel- *(Clethrionomys glareolus;* Abb. 2 a), Wald- *(Apodemus silvaticus),* Gelbhals- *(A. flavicollis;* Abb. 2 b) (24, 32, 28) und Brandmaus *(A. agrarius)* (40) in Europa oder der Weißfußmaus *(Peromyscus leucopus)* (34) in Nordamerika kommt hierbei eine wichtige Rolle zu. Untersuchungen in verschiedenen ökologisch gut definierten Waldgebieten im Bonner Raum ergaben, daß in Gebieten mit niedriger Zeckendichte Rötelmäuse die wichtigsten Reservoirtiere sind, während in Gebieten mit hoher Zeckendichte diese Rolle von Gelbhals- und Waldmaus übernommen wird (32). Interessant ist in diesem Zusammenhang, daß Rötelmäuse ähnlich Hamstern im Laufe ihres Lebens zwar immun gegen Zeckenstiche werden können, gleichzeitig aber eine schwache Immunantwort gegen *B. burgdorferi* zeigen (32). Andere Tiere wie Hasen, Spitzmäuse und Igel können ebenfalls am Infektionskreislauf der Lyme-Spirochäte ihren Anteil haben. Auf einigen schwedischen Inseln wurden zum Beispiel Hasen als einzige Reservoirtiere für *B. burgdorferi* identifiziert (25). In Kalifornien, so eine neuere Studie, soll eine Rattenart – »Woodrats« *(Neotoma fuscipes)* – das wichtigste Reservoirtier sein (10). Hierbei soll für die Aufrechterhaltung der Infektion in der Rattenpopula-

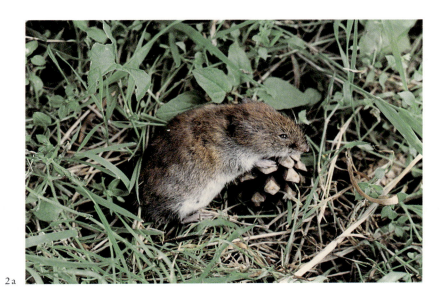

2a

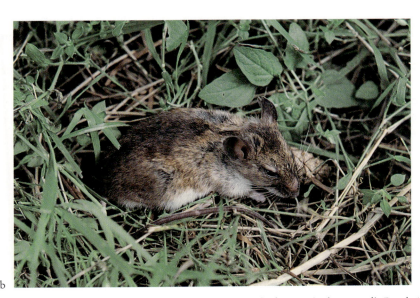

2b

Abbildung 2. Zwei Hauptreservoirtiere für Borrelia burgdorferi in Mitteleuropa: die Rötel- (a)
und die Gelbhalsmaus (b); (Fotos: K. Kurtenbach, Bonn)

33

tion eine andere Zeckenart (*I. neotomae*), die nur diese Rattenart parasitiert, jedoch nicht den Menschen befällt, verantwortlich sein. Die Übertragung zwischen „Woodrats" und Mensch übernimmt dann eine weniger wählerische Zeckenart (*I. pacificus*), die beide Wirte parasitiert (10). Ein ähnlicher, auf eine Wirtsart bezogener Infektionskreislauf zwischen dem Baumwollschwanz-Kaninchen und »seiner« Zecke *I. dentatus*, ist aus dem Osten der USA beschrieben worden (58). Inwieweit für Europa die Beziehung Igelzecke (*I. hexagonus*) und Igel (bzw. andere Fleischfresser) einen vergleichbaren, in sich geschlossenen Infektionszyklus darstellt, bedarf zukünftiger Untersuchungen.

Die Nymphe, das zweite Larvenstadium der Zecke, kann nicht nur weitere Reservoirtiere infizieren, sondern ist vermutlich auch die wichtigste Infektionsquelle für den Menschen (60). Erwachsene Zeckenweibchen übertragen die Borrelien vor allem auf große Säuger, die jedoch kaum eine Rolle als Reservoir spielen (57). Während das Zeckenweibchen einer ausgiebigen Blutmahlzeit zur Versorgung ihrer Eier bedarf, sucht das Männchen die Wirte nur zur Paarung mit den Weibchen auf, wobei es nur kurzzeitig Blut aufnimmt.

Vögel dienen ebenfalls den *Ixodes*-Arten als Wirte, weshalb sie aufgrund ihres großen Aktionsradius zur Ausbreitung infizierter Zecken beitragen. Daß sie auch Träger von *B. burgdorferi* sein können, ist für einige Vogelarten durch Isolation und Identifikation des Erregers belegt worden (1, 2, 24, 28).

Welche Faktoren tragen nun zur Reservoirkompetenz der kleinen Nager bei? Wildmäuse können für lange Zeit, vielleicht zeit ihres Lebens, Borrelien wieder an blutsaugende Zecken weitergeben (28, 32, 34). Dabei kann eine Immunität der Mäuse gegen *B. burgdorferi* (siehe unten) oder aber gegen Zecken die Übertragung beeinflussen.

Lyme-Borreliose bei Wild- und Haustieren

Jedes von Zecken befallene Wirtstier kann auch mit *B. burgdorferi* infiziert werden. *B.-burgdorferi*-Infektionen wurden zum einen anhand der Serokonversion, aber auch durch klinische Befunde bei verschiedenen Haustieren beschrieben. Die Aussagekraft serologischer Untersuchungen für die Verbreitung der Lyme-Borreliose bei Haustieren trägt dieselben Unsicherheitsfaktoren wie beim Menschen (siehe M. D. KRAMER in dieser Ausgabe). Daten zur Serokonversion geben zwar Hinweise darauf, ob das

Immunsystem eines Tieres schon Kontakt mit *B. burgdorferi* hatte, wirklichen Aufschluß über eine Borrelien-Infektion kann aber nur der Direktnachweis des Erregers liefern.

In einer amerikanischen Studie wurden bei 36% der untersuchten Katzen (39) Borrelien-spezifische Antikörper gefunden, klinische Symptome, die auf eine *B.-burgdorferi*-Infektion schließen lassen, wurden jedoch bisher nicht beschrieben. In amerikanischen Endemiegebieten der Lyme-Borreliose (New York, Massachusetts) wurden positive spezifische Antikörpertiter bei 34–74%, in anderen Gebieten jedoch nur bei 1–6,3% der untersuchten Hunde (9, 17, 21) gefunden. Untersuchungen in Berlin bzw. Bern ergaben 10% seropositive Hunde (36). Nach verschiedenen Berichten zufolge kann bei Hunden die Infektion auch von klinischen Symptomen begleitet sein. Berichtet wird von Allgemeinsymptomen wie Fieber und Appetitlosigkeit, von Arthritis oft mehrerer Gelenke (31), von Lähmungserscheinungen (36), Reizleitungsblockaden des Herzens (35) und Nierenfunktionsstörungen (20).

Bei Untersuchungen an Rindern schwanken die Angaben über seropositive Tiere zwischen 7,5 bzw. 13,6% in Niedersachsen (36), 49,5% in Berlin (36) und 65,5% in Wisconsin/USA (15). In der amerikanischen Studie konnten bei 3% der untersuchten Tiere Borrelien aus Blutproben angezüchtet werden (15). Als klinische Befunde werden bei Rindern geschwollene Gelenke (15), Arthritis (14), Gelenksteife, Erytheme, Gewichtsverlust und Spontanaborte (36) beschrieben.

Auch für Pferde werden je nach Untersuchungsgebiet stark schwankende Zahlen zur Seroprävalenz angegeben. In US-amerikanischen Studien wurden Werte zwischen 18 und 62% seropositiver Tiere veröffentlicht (9, 15, 16, 38), wobei die höchsten Werte in Endemiegebieten gefunden wurden. In einer Berliner Untersuchung wurden mit Hilfe des ELISA-Tests 16,1% seropositive Pferde identifiziert (36). Als Symptome, die eindeutig mit einer *B.-burgdorferi*-Infektion in Verbindung gebracht werden können, werden verschiedene Gelenkerkrankungen, darunter Arthritis mehrerer Gelenke, Synovitis und Gelenksteife (15, 36), Lähmungen (15, 36), ulzerative Keratitis (36) und Enzephalitis (13) beschrieben.

Schafe sind oft starkem Zeckenbefall ausgesetzt, da sie vielfach das ganze Jahr über auf der Weide gehalten werden, trotzdem ist die Durchseuchung mit *B. burgdorferi* bisher wenig dokumentiert. Eine Untersuchung in der Gegend um Hannover ergab 37% seropositive Tiere, dabei stammten 59% der Tiere aus Herden, in denen Arthritis häufig war (36). In Norwegen wurden je nach Gebiet 0–20% seropositive Tiere gefunden, wobei das

Vorkommen seropositiver Tiere mit dem Verbreitungsgebiet des Holzbocks ganz gut übereinstimmt (19). Arthritis ist zwar bei Schafen ein oft
beobachtetes Phänomen, so z.B. bei Heidschnucken-Lämmern (36),
jedoch ist die Borrelien-Ätiologie bisher nicht eindeutig geklärt. Interessan-
terweise wurden schon 1966 bei Schafen in Südnorwegen Borrelien-
ähnliche Organismen im Urinsediment beobachtet (23), vielleicht der erste
„Sichtkontakt" mit *B. burgdorferi* bis zu ihrer Entdeckung und Isolierung
im Jahre 1982.

Im Gegensatz zu Untersuchungen an Haustieren gibt es für Wildtiere
nur wenige Informationen über das Vorkommen von *B.-burgdorferi*-
Infektionen. Der Erreger wurde in Rötel-, Gelbhals-, Brand- und Wald-
mäusen und Vögeln nachgewiesen (24, 28, 32, 40). Bei einer Untersuchung
in Österreich wurden im Blut von Rehen und Rotwild Spirochäten
beobachtet (59). *B. burgdorferi* wurde ebenfalls aus verschiedenen nordamerikanischen Wildtieren isoliert, so unter anderem aus der Weißfußmaus, dem Weißwedelhirsch, dem Grauhörnchen, der Baumwollratte, dem
Waschbär und verschiedenen Vogelarten (1).

Die Labormaus als Modell zum Studium der Lyme-Borreliose

Die *B.-burgdorferi*-Infektion kann beim Menschen zu degenerativen
Erkrankungen an Gelenken, Nervensystem, Muskulatur, Haut und Herz
führen (55). Bisher ist kaum etwas über den Einfluß des Immunsystems auf
den Verlauf der Infektion bekannt: Kann die spezifische Immunantwort
gegen die Infektion mit *B. burgdorferi* schützen? Kann eine Impfung gegen
diesen Erreger entwickelt werden, um die bisher einzige, aber nicht immer
erfolgreiche (43) antibiotische Therapie zu ergänzen? Oder aber, sind gar
Reaktionen des Immunsystems bei der Krankheitsentwicklung beteiligt?
Um diese Fragen zu beantworten, wurden von verschiedenen Arbeitsgruppen Modelle für die *B.-burgdorferi*-Infektion in Labortieren entwickelt.
Experimentelle *B.-Burgdorferi*-Infektionen wurden in Labormäusen (6, 48,
49), in amerikanischen (52) und europäischen Wildmäusen (32), in Hamstern (22), Ratten (5) und Kaninchen (30) untersucht (Tab. 1). Bei
Kaninchen wurden Erythema-chronicum-migrans-ähnliche Läsionen
beobachtet (30). Wildmäuse können fast ihr Leben lang Borrelien-Träger
sein, Krankheitserscheinungen wurden aber bisher nicht beobachtet (32,
34, 52). Die experimentelle Infektion von Mäusen, Ratten und Hamstern
mit *B. burgdorferi* ergaben, daß das Immunsystem der Versuchstiere

TABELLE 1: Tiermodelle für die Lyme-Borreliose

immunkompetente Maus	spezifische Immunantwort; Krankheitsgrad (Arthritis) abhängig vom MHC-Genotyp der Maus
SCID*-Maus	Arthritis, Karditis, Myositis, Hepatitis in Abwesenheit einer spezifischen Immunantwort
Hamster	nur bestrahlte, aber nicht normale Tiere erkranken
Ratte	nur junge, selten alte Tiere erkranken
Kaninchen	Erythema-chronicum-migrans-ähnliche Läsion.

* SCID = severe combined immuno-deficiency

prinzipiell die Borreliose kontrollieren kann. So zeigte sich, daß Tiere mit funktionierendem Immunsystem – wenn überhaupt – nur milde Erkrankungen entwickelten, während Tiere mit beeinträchtigter oder fehlender Immunantwort wie neugeborene Ratten (5), bestrahlte Hamster (22) oder immundefiziente Mäuse ausgeprägte Läsionen in verschiedenen Organsystemen aufwiesen.

Die Untersuchungen in Tieren ohne funktionierendes Immunsystem wurden in »SCID«(für severe combined immuno-deficiency [8])-Mäusen durchgeführt. Bei diesen Tieren können aufgrund einer Mutation die genetischen Rekombinationsvorgänge zur Bildung spezifischer Antikörper und T-Zell-Rezeptoren nicht stattfinden. Spezifische T- und B-Zellen sind in diesen Tieren nicht nachweisbar, während alle anderen Abwehrzellen voll funktionstüchtig sind. Werden solche Tiere mit virulenten Borrelien infiziert, entwickeln sie nach 1–2 Wochen Arthritis mehrerer Gelenke, Myositis, Karditis und Hepatitis (Tab. 2, Abb. 3) (41, 45, 47, 48, 53). Spirochäten sind direkt (Immunfluoreszenz, Immunhistologie) oder durch Anzucht in Blut, Gelenk, Herz, Muskulatur und Niere nachzuweisen (41, 47, 50). Die Infektion in Abwesenheit von T- und B-Zellen verläuft chronisch progressiv und führt zu degenerativen Veränderungen im Knor-

TABELLE 2: Vergleich der pathologischen Veränderungen in SCID-Mäusen ohne funktionierendes Immunsystem und in Mäusen (C.B-17) mit funktionierendem Immunsystem

Symptom	C.B-17	SCID
Spirochätemie	–	+
Arthritis	–	++
Karditis	–(±)	++
Myositis	–	++
Hepatitis	–	+

pel und Muskelgewebe (47). Die Läsionen sind durch massive Infiltrationen mit Makrophagen und auch neutrophilen Granulozyten charakterisiert (47). Zwar sind diese Freßzellen prinzipiell in der Lage, die Borrelien zu eliminieren, jedoch scheint dies nicht vollständig zu funktionieren. Daß dies auf die fehlende spezifische Immunantwort zurückzuführen ist, erbrachten die folgenden Studien.

Die Wirksamkeit der spezifischen Immunantwort gegen *B. burgdorferi* zeigt sich daran, daß Tiere mit funktionierendem Immunsystem keine oder zumindest schwächere Krankheitssymptome aufweisen. Nun eignet sich die SCID-Maus dazu, Übertragungsexperimente durchzuführen. Es können Bestandteile des Immunsystems – Zellen, Antikörper – aus normalen Mäusen übertragen und auf ihre Wirkung gegen *B. burgdorferi* getestet werden. Diese Experimente ergaben, daß Immunzellen aus normalen Tieren SCID-Mäuse gegen die Infektion schützen können (SCHAIBLE et al., in Vorbereitung). Am effizientesten war die Schutzwirkung nach Übertragung von gesamten Milzzellen (also B- und T-Lymphozyten), während B-Zellen immerhin noch einen Teilschutz, T-Zellen dagegen keinen Schutz gewährten. Die Schutzwirkung von Milz- und B-Zellen war dann am besten, wenn die Spendermäuse zuvor schon mit Borrelien

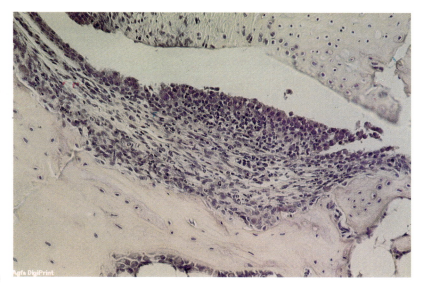

3a

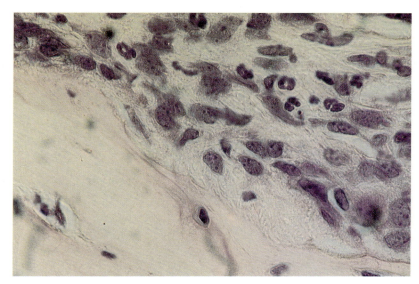

3b

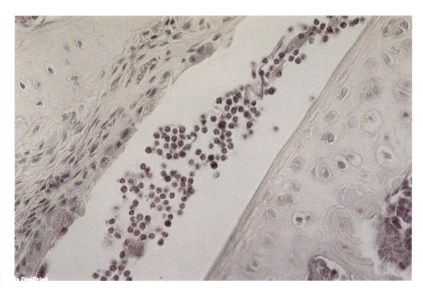

3c

39

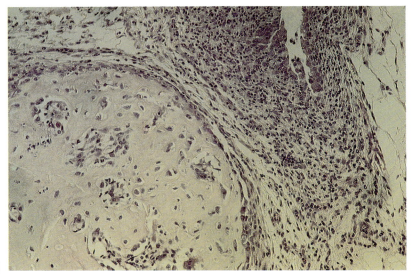

3d

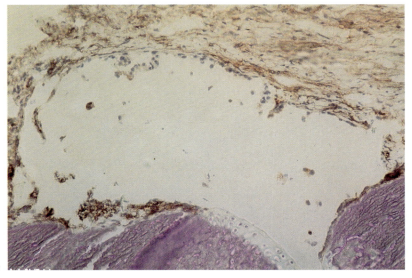

3e

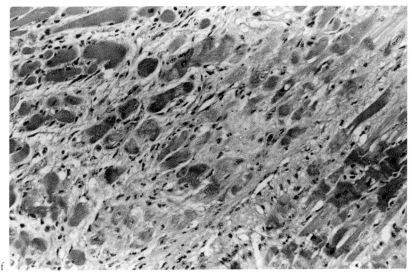

3f

Abbildung 3. Pathologische Veränderungen in SCID-Mäusen, die mit Borrelia burgdorferi infiziert worden waren: a) entzündliche Infiltration im Gelenk; b) in der Vergrößerung sind sich vermehrende, aktivierte Gelenkzellen und Entzündungszellen mit einhergehender Zerstörung des Knorpels zu sehen; c) polymorphonukleäre Granulozyten im Gelenkspalt; d) entzündliche Infiltrationen im äußeren Sprunggelenkbereich; e) die immunhistologische Färbung zeigt positive Reaktionen für Makrophagen im Bereich der Gelenkmembran; f) entzündliche Infiltrate im Herzmuskel. (Fotos: MPI f. Immunbiologie, Freiburg)

konfrontiert worden waren. Damit wurden – wie auch für andere extrazelluläre Krankheitserreger – B-Zellen, also die Produzenten spezifischer Antikörper, als die wichtigsten Immunzellen zum Schutz gegen die Borrelien-Infektion identifiziert. T-Zellen jedoch werden zur Optimierung der Antikörperproduktion benötigt.

Das Immunsystem hilft also normalen Mäusen, gegen die Infektion mit *B. burgdorferi* vorzugehen. In der Tat entwickeln immunkompetente Mäuse schon kurze Zeit nach experimenteller Infektion mit *B. burgdorferi* eine starke humorale und zelluläre Immunantwort. Antikörper, zuerst vom Isotyp IgM, im Laufe der Infektion auch vom Isotyp IgG, sind im Serum der infizierten Tiere in großen Mengen nachzuweisen (7, 49, 52). Wie Immuno-Blot-Untersuchungen zeigten, sind diese Antikörper gegen verschiedene Bestandteile des Erregers gerichtet, so unter anderem gegen das

41

Flagellin (41 kD), ein Proteinbestandteil der Spirochäten-Geiseln, und gegen die zwei Oberflächenproteine A (OspA; 31 kD) und B (OspB; 34 kD) (7, 49, 52). Weiterhin können aus infizierten Tieren T-Lymphozyten isoliert werden, die in der Zellkultur gegen gesamte und isolierte Borrelien-Antigene (z.B. OspA, Flagellin) reagieren (7, 48, 50).

Um einzelne Antikörperpräparationen auf ihre Schutzwirkung gegen die Borreliose zu testen, wurden ebenfalls SCID-Mäuse eingesetzt. Dazu wurden sowohl Immunseren (polyklonale Antikörper) mit Spezifität gegen viele verschiedene Borrelien-Bestandteile als auch monoklonale Antikörper (mAk), spezifisch für bestimmte Einzelproteine, vor der Infektion in die SCID-Mäuse übertragen. Dabei ergab sich, daß sowohl Immunseren als auch mAk gegen die Oberflächenproteine OspA und OspB die SCID-Mäuse gegen die folgende Infektion schützen konnten, während mAk gegen andere Borrelien-Proteine, wie z.B. Flagellin, unwirksam waren (46, 53, 54). Damit waren Proteine auf den Borrelien definiert, die eine schützende Immunantwort gegen die Infektion auslösen können. Aus diesem Grund wurde das OspA gentechnisch bzw. biochemisch hergestellt und immunkompetente Mäuse damit immunisiert (54, 56). Es zeigte sich, daß auch Antikörper gegen diese isolierten Proteine nach Übertragung auf SCID-Mäuse gegen die Infektion schützen können (50, 54). Bestätigt wurden diese Untersuchungen auch durch vergleichbare Versuche anderer Arbeitsgruppen sowohl nach aktiver als auch nach passiver Immunisierung in Mäusen (18) und Hamstern (26, 27, 51).

Der Einsatz von Labormäusen verhalf also dazu, vielversprechende Moleküle für die Entwicklung eines Impfstoffes gegen die Lyme-Borreliose zu identifizieren (siehe dazu: M. M. SIMON, diese Ausgabe), es erbrachte

TABELLE 3: Manche Tiere entwickeln Arthritis, obwohl sie schützende Antikörper produzieren. Sie unterscheiden sich von anderen resistenten Mausstämmen nur in ihren Genen des Haupthistokompatibilitätskomplexes (MHC). Da diese Gene für Strukturen zuständig sind, die T-Lymphozyten die Antigenerkennung ermöglichen, könnten T-Lymphozyten bei der Krankheitsentstehung eine Rolle spielen.

Mausstamm	MHC	Immunserum-schutz SCID-Mäuse nach Übertragung	Arthritis
C.B-17	d	+	−
B6	b	+	±
AKR/N	k	+	+

42

aber auch interessante Anhaltspunkte zur Krankheitsentwicklung. So entwickeln Mäuse bestimmter immunkompetenter Mausstämme in etwa 30% (Mausstamm B6), manche Mausstämme sogar in bis zu 100% (Mausstamm AKR) der Fälle Arthritis, und das, obwohl diese Tiere schützende Antikörper gegen die Borrelien produzieren (Tab. 3) (49). Übertrug man nämlich ihr Immunserum in SCID-Mäuse, konnten diese wiederum gegen die Infektion geschützt werden (50). Nun unterscheiden sich diese Mausstämme, die trotz Immunantwort Arthritis bekommen, genetisch von solchen, die keine Krankheit aufweisen, nur anhand ihrer Gene des Haupthistokompatibilitätskomplexes (MHC). Da Strukturen des MHC die Aufgabe haben, Antigene für die T-Lymphozyten identifizierbar zu machen, ist anzunehmen, daß in diesen für Arthritis empfänglichen Mausstämmen T-Lymphozyten bei der Krankheitsentwicklung trotz schützender Antikörper eine Rolle spielen.

Von der Labor- zur Wildmaus

Beim Vergleich der Antikörpermuster, die von Mäusen nach experimenteller Infektion mit *B. burgdorferi* gebildet werden, mit den Mustern, die in Immuno-Blot-Untersuchungen mit Patientenseren gefunden wurden, zeigte sich eine erhebliche Diskrepanz (Abb. 4). Während alle künstlich infizierten Mäuse Antikörper gegen die Oberflächenproteine OspA und OspB bildeten (7, 49, 52), sind solche Antikörper in nur ca. 3% der Patientenseren im Immuno-Blot nachzuweisen (3, 42, 53). Nun ist der entscheidende Unterschied zwischen infizierten Patienten und Labormäu-

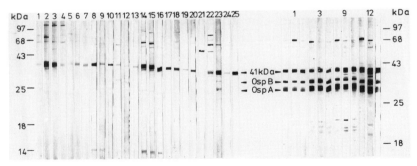

Abbildung 4. Vergleich der Antikörpermuster im Immuno-Blot zwischen verschiedenen Seren von Lyme-Borreliose-Patienten (links) und Seren experimentell infizierter Mäuse (rechts).

43

sen die Art der Infektion. Während die Tiere mit vielen Borrelien (10^8) durch Injektion mit einer Kanüle infiziert wurden, haben Patienten ihre Infektion hungrigen blutsaugenden Zecken zu verdanken. Daß der Infektionsweg die Antikörperantwort beeinflussen könnte, ergab auch eine Studie an künstlich und natürlich infizierten Hunden (21). Auch bei natürlich infizierten Hunden fehlten Antikörper gegen die Oberflächenproteine. Um dieses Problem näher zu untersuchen, infizierten wir zwei Gruppen von Mäusen: die eine durch Injektion mit der Kanüle, die andere über Zecken, die zuvor mit Borrelien gefüttert wurden. Die anschließende Untersuchung der Mäuseseren im Immuno-Blot ergab ebenfalls, daß nur die „Kanülen-infizierten" Tiere Antikörper gegen OspA und OspB entwikkelten, obwohl beide Gruppen quantitativ gleich viel Antikörper produzierten (GERN et al., in Vorbereitung). Dieses Phänomen könnte mehrere Gründe haben: Substanzen, die die Zecke in die Stichstelle injiziert, könnten die lokale Immunantwort gegen die Oberflächenproteine unterdrücken; Prozesse in der Zecke könnten zur Veränderung der Oberflächenproteine führen; oder aber die Zahl der durch Zecken injizierten Borrelien ist einfach zu gering. Daß die letztgenannte Begründung wohl vor allem zutrifft, ergaben Infektionsversuche mit verschiedenen Mengen Borrelien: Werden weniger als 10 000 Spirochäten injiziert, werden zwar Antikörper gegen andere Borrelien-Proteine, nicht jedoch gegen die Oberflächenproteine gebildet (SCHAIBLE et al., in Vorbereitung). Gleichzeitig fanden wir bei diesen Versuchen, daß 10 Borrelien ausreichen, um eine Infektion zu setzen, und daß Mäuse, die über Zecken infiziert wurden, Borrelien ca. 5mal besser an saugende Zecken weitergeben. Ein Grund dafür kann das Fehlen (schützender) OspA- und OspB-spezifischer Antikörper sein. So läßt sich auch einfach erklären, warum Wildmäuse fast ihr gesamtes Leben lang als Reservoir für *B. burgdorferi* dienen können, wurden doch auch sie über die Zecke infiziert. Tatsächlich konnten wir auch bei natürlich infizierten Wildmäusen keine Antikörper gegen Oberflächenproteine nachweisen (32). Bleibt nur die Frage, warum diese Tiere keine augenfälligen Krankheitserscheinungen zeigen.

Literatur

1. ANDERSON JF. Mammalian and avian reservoirs for Borrelia burgdorferi. Ann NY Acad Sci 1988; 539: 180.
2. ANDERSON JF, MAGNARELLI LA, STAFFORD KC. Bird-feeding ticks transstadially transmit Borrelia burgdorferi that infect Syrian hamsters. J Wildl Dis 1990; 26: 1.
3. BARBOUR AG, BURGDORFER W, GRUNWALDT E, STEERE AC. Antibodies of patients with Lyme disease to components of the Ixodes dammini spirochete. J Clin Invest 1983; 72: 504.
4. BARBOUR AG, BURGDORFER W, HAYES SF, PETER O, AESCHLIMANN A. Isolation of a cultivable spirochete from Ixodes ricinus ticks of switzerland. Curr Microbiol 1983; 8: 123.
5. BARTHOLD SW, MOODY KD, TERWILLIGER GA, JACOBY RO, STEERE AC. An animal model for Lyme arthritis. Ann NY Acad Sci 1988; 539: 264.
6. BARTHOLD SW, BECK DS, HANSEN GM, TERWILLIGER GA, MOODY KD. Lyme Borreliosis in selected strains and ages of laboratory mice. J Infect Dis 1990; 162: 133.
7. BENACH JL, COLEMAN JL, GARCIA-MONCO JC, DEPONTE PC. Biological activity of Borrelia burgdorferi antigens. Ann NY Acad Sci 1988; 539: 115.
8. BOSMA GC, CUSTER RP, BOSMA MJ. A severe combined immunodeficiency mutation in the mouse. Nature 1983; 301: 527.
9. BOSLER EM, COHEN DP, OLSEN TL, BERNHARD W, USSMANN B. Host responses to Borrelia burgdorferi in dogs and horses. Ann NY Acad Sci 1989; 539: 221.
10. BROWN RN, LANE RS. Lyme disease in california: a novel enzootic transmission cycle of Borrelia burgdorferi. Science 1992; 256: 1439.
11. BURGDORFER W, BARBOUR AG, HAYES SF, BENACH JL, GRUNWALDT E, DAVIS JP. Lyme disease – A tick-borne spirochetosis? Science 1982; 216: 1317.
12. BURGDORFER W, LANE RS, BARBOUR AG, GRESBRINK RA, ANDERSON JF. The western black-legged tick, Ixodes pacificus: a vector of Borrelia burgdorferi. Am J Trop Med Hyg 1985; 34: 925.
13. BURGESS EC, MATTISON M. Encephalitis associated with Borrelia burgdorferi infection in a horse. J Am Vet Med Assoc 1987; 191: 1457.
14. BURGESS EC, GENDRON-FITZPATRICK A, WRIGHT WO. Arhrtitis and systemic disease caused by Borrelia burgdorferi infection in a cow. J Am Vet Med Assoc 1987; 191: 1468.
15. BURGESS EC. Borrelia burgdorferi infection in Wisconsin horses and cows. Ann NY Acad Sci 1988; 539: 235.
16. COHEN D, BOSLER EM, BERNHARD W, MEIRS D, EISNER R, SCHULZE TL. Epidemiological studies of Lyme disease in horses and their public health significance. Ann NY Acad Sci 1988; 539: 244.
17. ENG TR, WILSON ML, SPIELMAN A, LASTAVICA CC. Greater risk of Borrelia burgdorferi infection in dogs than in people. J Infect Dis 1988; 158: 1410.
18. FIKRIG E, BARTHOLD SW, KANTOR FS, FLAVELL RA. Protection of mice against the Lyme disease spirochete agent by immunizing with recombinant OspA. Science 1990; 250: 553.
19. FRIEDERIKSDOTTIR V, NESSE L, GUDDING R. Seroepidemiological studies of Borrelia burgdorferi infection in sheep in Norway. J Clin Microbiol 1992; 30: 1271.

20. GRAUER GF, BURGESS EC, COOLEY AJ, HAGEE JH. Renal lesions associated with Borrelia burgdorferi infection in a dog. J Am Vet Med Assoc 1988; 193: 237.

21. GREENE RT, WALKER RL, NICHOLSON WL, HEIDNER HW, LEVINE JF, BURGESS EC, WYAND M, BREITSCHWERDT EB, BERKHOFF HA. Immunoblot analysis of immunglobulin G response to the lyme disease agent (Borrelia burgdorferi) in experimentally and naturally exposed dogs. J Clin Microbiol 1988; 26: 648.

22. HEJKA A, SCHMITZ JL, ENGLAND DM, CALLISTER SM, SCHELL RF. Histopathology of Lyme arthritis in LSH hamster. Am J Pathol 1989; 134: 1113.

23. HJELLE A. Borrelia-like organisms in the urine of lambs suffering from eczema facialis. Nature 1966; 212: 856.

24. HUMAIR PF, VITTOZ N, SIEGENTALER M, AESCHLIMANN A, GERN L. Mammalian and avian reservoirs for Borrelia burgdorferi in a Lyme borreliosis focus in Switzerland. 8th Int Congr Acarol, Budweis, CSSR, August 1990; Abstr. S. 97.

25. JAENSON TGT., MEJLON H., TÄLLEKLINT H. Ecology of Lyme borreliosis in Sweden. Proc V. Int Conf Lyme Borreliosis, Arlington, VA, May–June 1992, Abstract no. 261. Fed Am Soc Exp Biol, Bethesda 1992.

26. JOHNSON RC, KODNER C, RUSSEL M. Passive immunization of hamsters against experimental infection with the Lyme disease spirochete. Infect Immun 1986; 53: 713.

27. JOHNSON RC, KODNER C, RUSSEL M. Active immunization of hamsters against experimental infection with Borrelia burgdorferi. Infect Immun 1986; 54: 897.

28. KAHL O. Lyme Borreliosis – an ecological perspective of a tick-borne human disease. Anz Schädlingskde 1991; 64: 45.

29. KAWABATA M, BABA S, IGUCHI K, YAMAGUTI N, RUSSELL H. Lyme disease in Japan and its possible incriminiated tick vector, Ixodes persulcatus. J Infect Dis 1987; 156: 854.

30. KORNBLATT AN, STEERE AC, BROWNSTEIN DG. Experimental Lyme disease in rabbits: spirochetes found in erythema migrans and blood. Infect Immun 1984; 46: 220.

31. KORNBLATT AN, URBAND PH, STEERE AC. Arthritis caused by Borrelia burgdorferi in dogs. J Am Vet Med Assoc 1985; 186: 960.

32. KURTENBACH K, DIZIJ A, KAMPEN H, MOTER S, WALLICH R, SCHAIBLE UE, SIMON MM. European wild mice as reservoir hosts of Borrelia burgdorferi: biological and immunological aspects. Proc V. Int Conf Lyme Borreliosis, Arlington, VA, May–June 1992, Abstract no. 293. Fed Am Soc Exp Biol, Bethesda 1992.

33. LANE RS, BURGDORFERI W. Transovarial and transstadial passage of Borrelia burgdorferi in the western black-legged tick Ixodes pacificus. Am J Trop Med Hyg 1987; 37: 188.

34. LEVINE JF, WILSON ML, SPIELMAN A. Mice as reservoirs of the Lyme disease spirochete. Am J Trop Med Hyg 1985; 34: 355.

35. LEVY SA, DURAY PH. Complete heart block in a dog seropositive for Borrelia burgdorferi. J Am Vet Med Assoc 1988; 2: 138.

36. LIEBISCH A. Zeckenborreliose bei Haustieren. In: Horst H, Hrsg. Einheimische Zeckenborreliosen (Lyme-Krankheit) bei Mensch und Tier. Erlangen: PeriMed 1991; 158.

37. MAGNARELLI LA, ANDERSON JF, APPERSON CS, FISH D, JOHNSON RC, CHAPPELL WA. Spirochetes in ticks and antibodies to Borrelia burgdorferi in white-tailed deer from Connecticut, N. Y. State and North Carolina. J Wildl Res 1986; 22: 178.

38. MAGNARELLI LA, ANDERSON JF, SHAW E, POST JE, PALKE FC. Borreliosis in equids in north-eastern United States. J Am Vet Med Assoc 1987; 49: 359.
39. MAGNARELLI LA, ANDERSON JF, LEVINE HR, LEVY SA. Tick parasitism and antibodies to Borrelia burgdorferi in cats. J Am Vet Med Assoc 1990; 197: 63.
40. MATUSCHKA FR, FISCHER P, HEILER M, RICHTER D, SPIELMAN A. Capacity of european animals as reservoir hosts for the Lyme disease spirochete. J Infect Dis 1992; 165: 479.
41. MUSETEANU C, SCHAIBLE UE, STEHLE T, KRAMER MD, SIMON MM. Myositis in mice inoculated with Borrelia burgdorferi. Am J Pathol 1991; 139: 1267.
42. NADAL D, TAVERNA C, HITZIG H. Immunoblot analysis of antibody binding to polypeptides of Borrelia burgdorferi in children with different clinical manifestations of Lyme disease. Pediatric Res 1989; 26: 377.
43. PREAC-MURSIC V, WEBER K, PFISTER HW, WILSKE B, GROSS B, BAUMANN A, PROKOP J. Survival of Borrelia burgdorferi in antibiotically treated patients with Lyme borreliosis. Infection 1989; 17: 355.
44. SCHAIBLE UE, KRAMER MD, JUSTUS CWE, MUSETEANU C, SIMON MM. Demonstration of antigen-specific T cells and histopathological alterations in mice experimentally inoculated with Borrelia burgdorferi. Infect Immun 1989; 57: 41.
45. SCHAIBLE UE, KRAMER MD, MUSETEANU C, ZIMMER G, MOSSMANN H, SIMON MM. The severe combined immunodeficiency (SCID) mouse: A laboratory model for the analysis of Lyme arthritis and carditis. J Exp Med 1989; 170: 1427.
46. SCHAIBLE UE, KRAMER MD, EICHMANN K, MODOLELL M, MUSETEANU C, SIMON MM. Monoclonal antibodies specific for the outer surface protein A (OspA) of Borrelia burgdorferi prevent Lyme Borreliosis in severe combined immunodeficiency (scid) mice. Proc Natl Acad Sci USA 1990; 87: 3768.
47. SCHAIBLE UE, GAY S, MUSETEANU C, KRAMER MD, ZIMMER G, EICHMANN K, MUSETEANU U, SIMON MM. Pathogenesis of Lyme Borreliosis in the severe combined immunodeficiency (SCID) mice. Am J Pathol 1990; 137: 811–820.
48. SCHAIBLE UE, WALLICH R, KRAMER MD, MUSETEANU C, SIMON MM. A mouse model for Borrelia burgdorferi infection: pathogenesis, immune response and protection. Behring Inst Mitt 1991; 88: 59.
49. SCHAIBLE UE, KRAMER MD, WALLICH R, TRAN T, SIMON MM. Experimental Borrelia burgdorferi infection in inbred mouse strains: antibody response and association of H-2 genes with resistance and susceptibility to development of arthritis. Eur J Immunol 1991; 21: 2397.
50. SCHAIBLE UE, WALLICH R, KRAMER MD, MUSETEANU C, RITTIG M, MOTER S, SIMON MM. Role of the immune response in Lyme disease: Lessons from the mouse model. Curr Top Cell Mol Biol 1992; im Druck.
51. SCHMITZ JL, SCHELL RF, HEJKA AG, ENGLAND DM. Passive immunization prevents induction of Lyme arthritis in LSH hamsters. Infect Immun 1990; 58: 144.
52. SCHWAN TG, KIME KK, SCHRUMPF ME, COE JE, SIMPSON WJ. Antibody response in white-footed mice (Peromyscus leucopus) experimentally infected with the Lyme disease spirochete (Borrelia burgdorferi). Infect Immun 1989; 57: 3445.
53. SIMON MM, SCHAIBLE UE, WALLICH R, KRAMER MD. A mouse model for Borrelia burgdorferi infection: approach to a vaccine against Lyme disease. Immunology Today 1991; 12: 11.

54. SIMON MM, SCHAIBLE UE, KRAMER MD, ECKERSKORN C, MÜLLER-HERME-LINK HK, WALLICH R. Recombinant outer surface protein A from Borrelia burgdorferi induces antibodies protective against spirochetal infection in mice. J Infect Dis 1991; 164: 123.

55. STEERE AC. Lyme disease. N Engl J Med 1989; 321: 586.

56. WALLICH R, SCHAIBLE EE, SIMON MM, HEIBERGER A, KRAMER MD. Cloning and sequencing of the gene encoding the outer surface protein A (OspA) of an european Borrelia burgdorferi isolate. Nucleic Acid Research 1989; 17: 8864.

57. TELFORD III SR, MATHER T, MOORE SI, WILSON ML, SPIELMAN A. Incompetence of deer as reservoirs of the Lyme disease spirochete. Am J Trop Med Hyg 1988; 39: 105.

58. TELFORD III ST, SPIELMAN A. Enzootic transmission of the agent of Lyme disease in rabbits. Am J Trop Med Hyg 1989; 41: 482.

59. UILENBERG G, HINAIDY HK, PERIE NM, FEENSTRA T. Borrelia infections of ruminants in Europe. Vet Quart 1988; 10: 63.

60. WILSKE B, STEINHUBER R, BERGMEISTER H, FINGERLE V, SCHIERZ G, PREAC-MURSIC V, VANEK E, LORBEER B. Lyme Borreliose in Süddeutschland. Dtsch Med Wschr 1987; 112: 1730.

Zur Lyme-Borreliose beim Hund

A. WEBER und URSULA HEIM

In den Jahren 1984/85 erschienen in den USA die ersten Mitteilungen über den Nachweis der Lyme-Borreliose bei Hunden (8, 13). Inzwischen ist auch in Deutschland über das Auftreten dieser durch *Borrelia (B.) burgdorferi* hervorgerufenen Infektionskrankheit bei Hunden in den letzten Jahren mehrfach berichtet worden (2, 5, 6, 7, 17, 18). Aufgrund des häufigen und starken Zeckenbefalls von Hunden wird das Infektionsrisiko dieser Tierart sogar höher als das vom Menschen eingeschätzt (1). In diesem Zusammenhang kommt für die Übertragung von *B. burgdorferi* nicht nur der Zeckenspezies Gemeiner Holzbock *(Ixodes ricinus)*, sondern auch den Igelzecken *(Ixodes hexagonus)* eine Bedeutung zu (10). In epidemiologischen Erhebungen, durchgeführt in Deutschland, waren einerseits bis zu 5% der Hunde mit Igelzecken infestiert und andererseits wurde bei dieser Zeckenspezies eine *B.-burgdorferi*-Durchseuchungsrate von annähernd 12% ermittelt (11).

Klinik

Künstlich mit *B. burgdorferi* infizierte Hunde zeigen zwar Serokonversion, aber keine auffallenden klinischen Symptome (10). Hierbei unterscheidet sich die Immunantwort deutlich von der natürlich infizierter Tiere, so daß aus experimentellen Infektionsversuchen keine Schlußfolgerungen auf den klinischen Verlauf natürlicher *B. burgdorferi*-Infektionen getroffen werden können. Die bisher vorliegenden Erkenntnisse sprechen dafür, daß Hunde offensichtlich spät bzw. erst nach wiederholter Infektion erkranken (7, 8). Die Lyme-Borreliose zeigt beim Hund meist einen akuten Verlauf mit einer vielgestaltigen klinischen Symptomatik, die sich nicht wie beim Menschen in klare Krankheitsbilder unterscheiden läßt (5).

Am häufigsten treten beim Hund im Zusammenhang mit einer manifesten *B.-burgdorferi*-Infektion Schmerzen, Lahmheit, Schwellung eines oder mehrerer Gelenke, insbesondere Sprunggelenke, auf und diese Symptome sind vielfach von gestörtem Allgemeinbefinden, Mattigkeit, Appetitlosigkeit und/oder Fieber begleitet (5, 7, 10). Die betroffenen Gelenke und Extremitäten sind geschwollen, vermehrt warm und bei der Palpation häufig schmerzhaft (8, 17). Auch rezidivierende Arthritiden mit mehreren

49

Krankheitsschüben, wobei diese Krankheitsperioden 1 bis 23 Monate dauern, können u.U. auf eine *B.-burgdorferi*-Infektion zurückgeführt werden (5).

Im eigenen Untersuchungsgut konnten inzwischen außerdem klinische Verläufe beobachtet werden, deren Leitsymptome jeweils einer akuten Polyneuritis entsprachen (6). Bei den betreffenden Hunden reichte die klinische Symptomatik von einer Hyperästhesie im Bereich der Rückenmuskulatur bis hin zur Parese der Hintergliedmaßen, wobei sämtliche Muskeleigenreflexe erhalten geblieben und die Tiere voll orientiert waren. Dieses Krankheitsbild ähnelte weitgehend dem Guillain-Barré-Syndrom beim Menschen, das ebenfalls durch *B. burgdorferi* hervorgerufen werden kann (15).

Das beim Menschen im Zusammenhang mit der Lyme-Borreliose sehr häufig auftretende Krankheitsbild des Erythema chronicum migrans wurde beim Hund bisher nur selten beobachtet (10). Es können aber bei dieser Tierart nach Infektionen mit *B. burgdorferi* in vereinzelten Fällen Hauterscheinungen in Form von Erythem alleine oder im Zusammenhang mit anderen Krankheitserscheinungen, wie z.B. Lahmheit, auftreten (6, 18). Auch Pyodermien – vielfach als »hot spot« bezeichnet – konnten auf eine Lyme-Borreliose zurückgeführt werden (16).

In ca. 5% der Fälle manifestiert sich die *B.-burgdorferi*-Infektion beim Hund als Lymphadenopathie (10). In entsprechenden Fällen werden Lymphknotenveränderungen meist im Zusammenhang entweder mit fieberhaftem, gestörtem Allgemeinbefinden oder intermittierenden mono- oder oligoartikulären Arthritiden beschrieben (8). Auch das Auftreten einer purulenten Lymphadenopathie wurde beobachtet (2).

Ferner kann die Lyme-Borreliose beim Hund in ca. 2% der Fälle mit schweren Nierenfunktionsstörungen, insbesondere Glomerulonephritis, einhergehen (3). Da aber auch in anderen Fällen *B. burgdorferi* schon häufiger im Urin von Hunden nachgewiesen worden ist, scheint die Beteiligung der Nieren bei der Lyme-Borreliose des Hundes kein seltenes Ereignis zu sein (10).

Außerdem finden sich im Schrifttum Hinweise, daß die *B.-burgdorferi*-Infektion beim Hund in Einzelfällen sich auch als Myokarditis (atrioventrikuläre Überleitungsstörung, AV-Block) manifestierte (9).

Nicht zuletzt muß noch darauf hingewiesen werden, daß in nicht wenigen Fällen Infektionen mit *B. burgdorferi* beim Hund ohne jegliche klinische Symptome verlaufen. So wurden in amerikanischen Endemiegebieten, wie z.B. Connecticut, Massachusetts, New York, Wisconsin bei

50

Hunden latente Durchseuchungsraten mit dem Erreger der Lyme-Borreliose von 24 bis 53% ermittelt (1, 4). In anderen Gebieten lagen entsprechende Nachweisquoten unter 5%, die auch in seroepidemiologischen Untersuchungen in Berlin (West) ermittelt wurden (7, 18).

Diagnose

Bei der vielfältigen klinischen Symptomatik, mit der die Lyme-Borreliose beim Hund einhergehen kann, ist klinisch nur eine Verdachtsdiagnose möglich (5). Deren Absicherung gelingt nur in den seltensten Fällen durch einen Erregernachweis, der sich zudem auch für die veterinärmedizinische Routinediagnostik als arbeits- und zeitaufwendig erweist. Aus diesem Grunde erfolgt gegenwärtig weltweit die Diagnose einer *B.-burgdorferi*-Infektion beim Hund routinemäßig mittels indirektem Immunfluoreszenztest (IIFT).

Beim Menschen wird der positive Reaktionsausfall des IIFT in der Serumverdünnung 1:64 als Hinweis für das Vorliegen einer Lyme-Borreliose beurteilt (14). Ob dieser »Grenztiter« auch für den Hund zutrifft, ist derzeit noch nicht zufriedenstellend geklärt. Aus diesem Grunde überrascht es nicht, daß sich im Schrifttum beim Hund unterschiedliche Angaben zum »Grenztiter«, nachgewiesen mittels IIFT, die von 1:40 über 1:64, 1:80, 1:128 bis 1:256 reichen, finden (18).

Erschwerend für die Festsetzung eines »Grenztiters« ist, daß von verschiedenen Untersuchern bei dieser Tierart, insbesondere auch in hohen Serumverdünnungen (bis zu 1:8192) ein positiver Ausfall des IIFT beobachtet wurde, ohne daß die betreffenden Tiere jegliche klinische Symptomatik zeigten (8, 13, 14). Aus diesem Grunde darf auch in der Veterinärmedizin der mittels IIFT festgestellte Titer nicht für sich alleine, sondern stets nur im Zusammenhang mit Anamnese (Zeckenbefall) und klinischem Befund interpretiert werden.

Auch im veterinärmedizinischen Bereich wird inzwischen mancherorts zum serologischen Nachweis der Lyme-Borreliose beim Hund mit Erfolg der ELISA eingesetzt (7, 12).

Therapie

Die gezielte Therapie einer bei Haustieren gesicherten Lyme-Borreliose weicht nicht wesentlich von der Antibiotikabehandlung beim Menschen ab. In der Veterinärmedizin scheinen gegenwärtig Tetrazyklin und Doxyzyklin die Mittel der Wahl zu sein (5, 6, 17). In diesem Zusammenhang ist die Verabreichung der betreffenden Substanzen über einen Zeitraum von mindestens 14 Tagen, u. U. noch länger erforderlich, um Rezidive zu vermeiden. Ähnliche Erfahrungen liegen auch aus dem humanmedizinischen Bereich vor (19).

Wie in der Humanmedizin, erweist sich Penicillin G bei der Behandlung von mit *B. burgdorferi* infizierten Tieren vielfach als nicht brauchbar (10). Die gleiche Feststellung trifft offensichtlich auch für Erythromycin zu (8). Dagegen wird bei Hunden über gute Therapieerfolge nach Verabreichung von Amoxicillin oder Cephalexin berichtet (5).

Schlußbetrachtung

Hinsichtlich Klinik, Diagnose und Therapie der Lyme-Borreliose beim Hund sind noch viele Fragen offen. Die Sicherung dieser Infektionskrankheit beim Hund ist nicht zuletzt deshalb notwendig, weil Zecken sich auch an mit *B. burgdorferi* infizierten Hunden anstecken können (1). Somit stellen Hunde nicht nur für Zecken, sondern indirekt auch für den Menschen eine mögliche Infektionsquelle dar.

Literatur

1. ENG TR, WILSON ML, SPIELMAN A, LASTAVICA CC. Greater risk of Borrelia burgdoferi infection in dogs than in people. J Inf Dis 1982; 158: 1410–1.
2. FISCHER A, LEUTERER G. Borrelia-burgdorferi-assoziierte Lymphadenitis purulenta bei einem Hund. Kleintierpraxis 1992; 37: 13–6.
3. GRAUER GF, BURGESS EC, COOLEY AJ, HAGEE JH. Renal lesions associated with Borrelia burgdorferi infection in a dog. J Am Vet Med Ass 1989; 193: 237–9.
4. GREENE RT, LEVINE JF, BREITSCHWERDT EB, BERKHOFF HA. Antibodies to Borrelia burgdorferi in dogs in North Carolina. Am J Vet Res 1988; 49: 473–6.
5. HEIM U, WEBER A. Einige Fallberichte zur Lyme-Borreliose bei Hunden. VET 1991; 6 (2): 30–3.

6. HEIM U, WEBER A. Nachweis von Antikörpern gegen Borrelia burgdorferi bei Hunden mit neurologischen Krankheitserscheinungen: Fallberichte zur Lyme-Borreliose. Kleintierpraxis 1991; 36: 561–4.

7. KÄSBOHRER A, SCHÖNBERG A. Serologische Untersuchungen zum Vorkommen von Borrelia burgdorferi bei Haustieren in Berlin (West). Berl Münch Tierärztl Wschr 1990; 103: 374–8.

8. KORNBLATT AN, URBAND PH, STEERE AC. Arthritis caused by Borrelia burgdorferi in dogs. J Am Vet Med Ass 1985; 186: 960–4.

9. LEVY SA, DURAY PH. Complete heart block in a dog seropositive for Borrelia burgdoferi. Am Vet Int Med Ass 1988; 2: 138–44.

10. LIEBISCH A, KOPP A, OLBRICH S. Zeckenborreliose bei Haustieren. Vet 1990; 55 (10): 6–15 und (11): 15–20.

11. LIEBISCH A, OLBRICH S, BRAND A, LIEBISCH G, MOURETTOU-KUNITZ M. Natürliche Infektionen der Zeckenart Ixodes hexagonus mit Borrelien (Borrelia burgdorferi). Tierärztl Umschau 1989; 44: 804–10.

12. LINDENMAYER J, WEBER M, BRYANT J, MARQUEZ E, ONDERDONK A. Comparison of indirect immunoflorescent-antibody assay, enzyme-linked immunosorbent assay, and Western immunoblot for the diagnosis of Lyme disease in dogs. J Clin Microbiol 1990; 28: 92–6.

13. LISSMAN BA, BOSLER EM, ORMISTON BG, BENACH JL. Spirochete-associated arthritis (Lyme disease) in a dog. J Am Vet Med Ass 1984; 185: 219–22.

14. MAGNARELLI LA, ANDERSON JF, SCHREIER AB, FICKE CM. Clinical and serological studies of canine borreliosis. J Am Vet Med 1987; 191: 1089–94.

15. PFISTER HW, EINHÄUPL KM. Die neurologisch manifeste Lyme-Borreliose. Jahrbuch d. Neurologie. München: Biermann 1988: 63–9.

16. PFISTER K, BIGLER B, NESWADBA J, GERN L, AESCHLIMANN A. Borrelia burgdorferi infections of dogs in Switzerland. Zbl Bakt 1989; 18: 26–31.

17. WEBER A, HEIM U. Borreliose beim Hund: Fallbericht. VET 1989; 4 (9): 14–6.

18. WEBER A, HEIM U, SCHÄFER R. Zum Vorkommen von Antikörpern gegen Borrelia burgdorferi bei Hunden einer Kleintierpraxis in Nordbayern. Berl Münch Tierärztl Wschr 1991; 104: 384–6.

19. WILSKE B, PREAC-MURSIC V, FUCHS R, SCHIERZ G. Diagnostik der Lyme-Borreliose. Diagnose & Labor 1990; 40: 24–36.

Epidemiologische Untersuchungen zur Lyme-Borreliose in Deutschland

T. HÄUPL

Einleitung

Ausgehend von der ersten Beschreibung einer typischen Manifestation der heutigen Lyme-Borreliose, nämlich der Acrodermatitis chronica atrophicans (ACA) 1883 durch BUCHWALD, hat es etwa ein Jahrhundert gedauert, bis der dafür verantwortliche Erreger *Borrelia burgdorferi* entdeckt wurde. Neben der ACA wurden auch weitere klassische Symptome noch vor Kenntnis der Ursache definiert, nämlich das Erythema migrans und das Garin-Bujadoux-Bannwarth-Syndrom. Zwangsläufig mußten diese Krankheitsbilder möglichst exakt beschrieben werden, um sie von anderen Krankheiten abzugrenzen. Leider wurden auch sie selbst zunächst jede für sich als eigenständige Krankheit angesehen.

Erst mit der klinischen Beschreibung der Lyme-Arthritis in Connecticut durch ALLEN STEERE, Mitte der 70er Jahre, wurden durch Feldstudien in dieser Region der USA Schritt für Schritt Zusammenhänge aufgedeckt und das vielfältige klinische Erscheinungsbild allmählich erahnt. Die Entdeckung des Erregers und seine Anzucht schließlich haben in den letzten zehn Jahren zahlreiche diagnostische Tests zur Abklärung der Lyme-Borreliose entstehen lassen, von denen insbesondere serologische Methoden für die Routineuntersuchung eine große Rolle spielen (siehe Beitrag von M. D. KRAMER, S. 67ff). Mit Hilfe direkter Nachweismethoden konnte innerhalb der letzten Jahre ein weit größeres Spektrum klinischer Beschwerden ursächlich der Infektion mit *B. burgdorferi* zugeordnet werden. Diese Symptome sind aber häufig uncharakteristisch, so daß die differentialdiagnostische Abklärung, auch unter Einbezug der labordiagnostischen Möglichkeiten, oftmals sehr aufwendig und schwierig ist (siehe Beitrag von A. KRAUSE, S. 129ff).

In den letzten Jahren mußte zunehmend festgestellt werden, daß die serologischen Nachweisverfahren bei solchen uncharakteristischen Symptomen häufig sehr schwer zu beurteilen sind. Trotz zahlreicher Verbesserungen dieser Testverfahren konnte kein sicheres Kriterium herausgearbeitet werden, das eine eindeutige Korrelation von Antikörperreaktion und klinischem Erscheinungsbild zuläßt. Parallel zur Entwicklung der Labordiagnostik wurden durch Verlaufsbeobachtungen und Erfahrungen an einer Vielzahl von Patienten die klinischen Kriterien besser charakterisiert.

Die erweiterten Kenntnisse über das Krankheitsbild der Lyme-Borreliose haben sicherlich zur häufigeren Beachtung und Erkennung dieser Infektion beigetragen. Dies gilt in Europa vor allem für die Lyme-Arthritis, aber auch in den Vereinigten Staaten legen die statistischen Angaben des »Center for Disease Control« (CDC) dies nahe. So wurde in den USA von 1982 (497 Fälle) bis 1989 (8803 Fälle) ein rapider Anstieg von Lyme-Borreliosen registriert, der jetzt allmählich ein Plateau erreicht hat (1990: 7997 Fällen). Diese Entwicklung rückt epidemiologische Befunde, die vor 5 bis 8 Jahren erhoben wurden, in ein neues Licht.

Nachfolgend werden einige der frühen seroepidemiologischen Befunde zusammengefaßt, da sie eine wichtige Orientierungshilfe für weitere Studien darstellen und einen wesentlichen Beitrag geleistet haben, auf die Problematik der *Borrelia-burgdorferi*-Infektion in Deutschland hinzuweisen.

Epidemiologische Studien in Deutschland

Mit der Einführung serologischer Testmethoden wurden umfangreiche Patientenkollektive auf ihre Antikörperreaktion gegen den Erreger *B. burgdorferi* untersucht. Eine dieser frühen seroepidemiologischen Studien in Deutschland wurde von SCHMIDT und Mitarbeitern durchgeführt. Sie untersuchten im Immunfluoreszenztest (IFT) und ELISA die eingesandten Proben von insgesamt 2955 Patienten im Zeitraum von 1/84 bis 7/85. Die klinischen Befunde wurden von den jeweils behandelnden Ärzten erhoben. Es wurde bei 1106 Fällen eine Lyme-Borreliose diagnostiziert, 935 mit positivem Antikörpernachweis, 171 serologisch negativ aber mit charakteristischen Symptomen. Insgesamt boten 817 Personen (74%) typische klinische Symptome. Am häufigsten wurden in dieser Studie das Erythema migrans (EM) und die Menigopolyneuritis gefunden, während Arthritiden, die Acrodermatitis chronica atrophicans (ACA), Karditiden und die Lymphadenosis benigna cutis (LABC) nur relativ selten diagnostiziert wurden (Tab. 1). Bereits in der Originalarbeit heißt es jedoch einschränkend: »Mitgeprägt ist dieses Häufigkeitsverhältnis zweifellos von den vornehmlich dermatologischen und neurologischen Einsendern...«.

Durch diese wohl historisch begründete Dominanz der neurologischen und dermatologischen Fachdisziplin in den frühen Arbeiten zur Lyme-Borreliose in Deutschland wurden die internistischen Manifestationen wie

TABELLE 1. Epidemiologische Daten über die Lyme-Borreliose in Deutschland. Ergebnisse der Studie von HASSLER et al. (1992) siehe Tab. 2.

Symptom	SCHMIDT et al. 1984/85	WILSKE et al. 1985/86	Lüneburger Studie 1987/88
untersuchte Proben	2955	9383	11 320
seropositiv	1106	1035	
klinisch manifeste Borreliosen	817	375	1600
EM	56,0%	20,8%	74,3%
neurologischer Formenkreis	49,4%	56,3%	10,4%
Arthritis	7,7%	12,8%	10,0%
Karditis	1,6%	sehr wenige	0,3%
ACA	8,8%	9,6%	1,8%
LABC	0,6%	sehr wenige	2,6%
Augenmanifestationen			0,2%
kongenitale Borreliose			0,1%
Morphea			0,1%
bisher nicht beschriebene Sympt.			0,2%

Karditis und vor allem die Arthritis zu wenig berücksichtigt. Auf dieses Problem hat besonders P. HERZER hingewiesen. Wie die von ihm und Mitarbeitern in den Jahren 1982–89 durchgeführten Untersuchungen zu rheumatologischen Manifestationen der Lyme-Borreliose zeigten, kann sich das Spektrum der Lyme-Arthritis von milden rezidivierenden Arthralgien bis zur chronisch-destruktiven Arthritis erstrecken. Die Gelenkbeteiligung tritt häufig isoliert (ca. ⅔ der Fälle) und ohne erkennbaren zeitlichen Zusammenhang mit einer Borrelien-Exposition auf (10 Tage bis 16 Monate nach Zeckenstich). Von insgesamt 65 Patienten mit Lyme-Arthritis zeigten nur 25 gleichzeitig extraartikuläre Manifestationen der Lyme-Borreliose. In diesen genannten Besonderheiten liegt wohl der wichtigste Grund, warum die Lyme-Arthritis anfangs vernachlässigt wurde und auch heute noch so schwer zu diagnostizieren ist.

In einer ähnlich angelegten Studie wie von SCHMIDT et al. untersuchten WILSKE und Mitarbeiter Proben von 9383 Patienten aus dem süddeutschen Raum mit Methoden der Immunfluoreszenzserologie. Im Vergleich zur vorgenannten Studie lag der Anteil der seropositiven Patienten mit 11% (1035) deutlich niedriger. Auch wurden nur in 375 Fällen klinisch manifeste Lyme-Borreliosen diagnostiziert. Die Häufigkeiten der einzelnen Manifestationsformen sind in Tab. 1 gegenübergestellt. Da beiden Studien konkrete klinische Angaben über die untersuchten Gesamtkollektive fehlen, ist eine Bewertung der Befunde nur begrenzt möglich.

Von 1987 bis 1988, über den Zeitraum von genau einem Jahr, veranlaßte das niedersächsische Sozialministerium eine seroepidemiologische Studie im Land Niedersachsen. Von etwa 1900 niedergelassenen Ärzten und mehreren Krankenhäusern eingesandt, wurden insgesamt Proben von 11 320 Patienten untersucht. Es wurden 1600 Lyme-Borreliosen erfaßt. Im Gegensatz zu den Studien von SCHMIDT und WILSKE wurden hier etwa gleich häufig neurologische Manifestationen und Arthritis gefunden sowie einige weitere Erscheinungsformen wie Augenbeteiligung oder kongenitale Borreliosen registriert (Tab. 1). In seiner Monographie über die einheimische Zeckenborreliose verwendet H. HORST diese Studie als Grundlage einer Hochrechnung auf die alten Bundesländer (60 Mio. EW). Hiernach wäre mit einer jährlichen Inzidenz von 30 000 bis 60 000 Erkrankungen zu rechnen. Etwa 3–6% der Bevölkerung würden bei einer durchschnittlichen Lebenserwartung von 70 Jahren im Verlauf ihres Lebens an einer B.-burgdorferi-Infektion erkranken.

Ein entscheidender Kritikpunkt dieser bisher genannten Studien ist, daß Auswahlkriterien und klinische Beschreibung der Ausgangspopulationen nur unzureichend oder gar nicht erfolgten. Somit sind in diesen Studien Klinik und Serologie nicht völlig unabhängig beurteilbar. Eine Aussage darüber, mit welcher Häufigkeit Serologiebefund und klinische Manifestation überhaupt korrelieren, kann daher nicht getroffen werden. Die Beantwortung dieser Frage ist auch nur mit einem sehr großen Arbeitsaufwand und mehrjähriger Verlaufsbeobachtung möglich. Nur sehr wenige Studien wurden über einen kurzen Beobachtungszeitraum von wenigen Monaten an verschiedenen exponierten Kollektiven durchgeführt. Hier sind unter anderem auch zwei Studien aus der Schweiz und eine aus Tirol zu nennen.

Bei der Untersuchung von 359 Schweizer Waldarbeitern fand NADAHL et al. bei etwa 33% der Probanden erhöhte IgG-Titer. Der Grenzwert des verwendeten Tests wurde anhand von 100 Normalspenderseren auf einen »cut off« von 95% eingestellt. Von allen seropositiven Waldarbeitern konnten sich nur etwa 10% an ein Erythema migrans erinnern.

FAHRER et al. untersuchten 950 Schweizer Pfadfinder, von denen 26% eine positive Seroreaktion zeigten. Nach einem halben Jahr wurde bei 8% der Seronegativen eine Serokonversion festgestellt. 2,2% der serokonvertierten Probanden entwickelten klinische Zeichen einer Lyme-Borreliose. Insgesamt trat während des Untersuchungszeitraums bei 0,8% eine Erkrankung auf.

SCHMUTZHARD et al. beobachteten den Verlauf von 50 Tiroler Rekruten nach Zeckenstich. Bei 11 Personen (20%) wurde ein signifikanter Anstieg von Antikörpern gegen *B. burgdorferi* gemessen, nur bei 2 Rekruten (4%) trat eine klinische Manifestation in Form eines Erythema migrans auf.

In einer sehr frühen Studie von H. PAUL und Mitarbeitern wird die Infektiosität von Borrelien-infizierten Zecken analysiert. In einem Jugendferienlager 1984 in Südwestdeutschland mit etwa 2300 Teilnehmern konnten von 272 Personen insgesamt 384 festgesaugte Zecken entfernt werden. In 49 dieser Zecken (12,8%) wurden mittels Immunfluoreszenztechnik Borrelien nachgewiesen. 41 dieser von infizierten Zecken gestochenen Personen wurden einer Gruppe von 41 gleichaltrigen Personen gleichen Geschlechts gegenübergestellt, die von nichtinfizierten Zecken gestochen worden waren. 46,4% der infektionsgefährdeten Gruppe zeigten in einer nachfolgenden serologischen Untersuchung erhöhte Antikörpertiter im Vergleich zu 14,6% (n = 6) aus der Kontrollgruppe. Von diesen 6 Seropositiven aus der Kontrollgruppe hatten 5 bereits vor einem Jahr einen Zeckenstich. Eine Person (aus der infektionsgefährdeten Gruppe entwickelte ein Erythema migrans, das erfolgreich antibiotisch behandelt wurde. Weitere Krankheitssymptome wurden in diesem Kollektiv nicht beobachtet. Diese Studie berücksichtigt, aufgrund der Auswahl eines sehr jungen Kollektivs, den Umstand, daß anamnestische Titer nur mit einer sehr geringen Wahrscheinlichkeit zu erwarten sind. Wie MÜNCHHOFF und Mitarbeiter an einer Gruppe von 496 Waldarbeitern zeigten, ist mit zunehmendem Alter deutlich häufiger eine positive Seroreaktion zu erwarten.

Ähnliche Resultate zum Infektionsrisiko, wie sie H. PAUL ermittelte, werden auch in einer aktuellen Studie von E. SHAPIRO et al. (1992) aus USA berichtet. Diese Gruppe führte in einem Endemiegebiet im Südosten von Connecticut eine kontrollierte Behandlungsstudie nach Zeckenstich durch. In der nichtbehandelten Kontrollgruppe (173 von 365) trat in 2 Fällen (1,2%) ein Erythema migrans auf. Späte Manifestationen wurden nicht beobachtet. Die behandelte Personengruppe zeigte im Beobachtungszeitraum von einem Jahr keine Anzeichen für eine Infektion. In den entfernten Zecken wurde mittels Polymerasekettenreaktion eine Durchseuchung mit Borrelien von 15% festgestellt.

Die jüngste veröffentlichte Epidemiologiestudie in Deutschland von D. HASSLER zeigt die Ergebnisse der klinischen und serologischen Untersuchung von 1228 Personen aus zwei Dörfern (2928 Einwohner) im nordbadischen Kraichgau. Trotz des umfangreichen Kollektivs wurden die klinischen Befunde alle von ein und derselben Person erhoben, d.h. unter einheitlichen Gesichtspunkten, und sind damit besser vergleichbar. Besonders hervorzuheben ist an dieser Studie, daß die ausführliche klinische Dokumentation eine unabhängige Bewertung von Klinik und Serologie ermöglichte. Die Serologie wurde im IFT bestimmt und zum Teil im Immunoblot verifiziert. 16,9% der untersuchten Personen zeigten eine spezifische Antikörperreaktion gegen *B. burgdorferi*. Klinische Beschwerden wurden in ihrer Häufigkeit mit Bezug auf die seropositive bzw. seronegative Gruppe ermittelt (Tab. 2). Arthritiden, Arthralgien, motorische und sensorische Neuropathien sowie Herzrhythmusstörungen waren prozentual signifikant häufiger in der Gruppe der seropositiven Personen. Auch ergab sich eine direkte Korrelation zwischen der Häufigkeit der genannten klinischen Beschwerden und der Höhe des Antikörpertiters. Es wurden 39 Fälle von Erythema migrans in 5 Jahren und 37 Neuerkrankungen ohne EM in 3 Jahren beobachtet. Dies bedeutet, so die Autoren, eine Inzidenz von 671 pro 100 000 Einwohner pro Jahr. Hierbei ist allerdings zu berücksichtigen, daß es sich zum einen um eine ländliche Bevölkerungsgruppe und zum anderen um ein Gebiet mit mittlerer bis hoher Durchseuchung der Zecken (20–30% der Zecken enthielten Borrelien) handelte.

TABELLE 2. Epidemiologie der Lyme-Borreliose in einem Endemiegebiet in Nordbaden (n = 1228). Ergebnisse von D. HASSLER et al. (1992).

Symptom	seropositiv		seronegativ	
	n =	%	n =	%
Probanden	207	16,9	1021	83,1
Arthritis	71	34,3	95	9,3
Arthralgie	47	23,4	136	13,3
motorische Neuropathie	25	12	40	4,0
sensorische Neuropathie	53	25,4	67	6,7
Herzrhythmusstörungen	41	19,8	31	3,0

In diesen zuletzt genannten Studien fällt auf, daß exponierte Kollektive für epidemiologische Verlaufsstudien am besten geeignet sind. Unserer Arbeitsgruppe in Erlangen war über einen Patienten, der an einer besonders hartnäckig verlaufenden Lyme-Borreliose erkrankte, die Möglichkeit gegeben, mit einer solchen Risikogruppe Kontakt aufzunehmen – einer Gruppe von Jägern aus einem mittelfränkischen Borrelien-Endemiegebiet um Neustadt/Aisch.

Die Zecke und der Jäger:
Eine epidemiologische Studie in Mittelfranken

Zusammensetzung des Kollektivs

Diese Studie wurde als Pilotprojekt gestartet mit insgesamt 33 Jägern, von denen 29 komplett in die Studie einbezogen werden konnten. Die Exposition gilt anhand der Ergebnisse von Infektionsstudien an Wildtieren in dieser Region als gesichert. Die Untersuchung dieser Personen wurde im Frühjahr und Herbst 1991, unmittelbar vor und nach der Expositionsphase, vorgenommen. Die Population setzte sich zusammen aus 3 Frauen und 26 Männern im Alter von 28 bis 66 Jahren (Durchschnittsalter 48 Jahre).

Zur Bewertung der zellulären Immunantwort wurde von Blutspendern aus dem gleichen Gebiet ein Normalspenderkollektiv von 13 gesunden Personen, 3 Frauen und 12 Männern im Alter von 19 bis 72 Jahren (Durchschnittsalter 39 Jahre), unter dem Kriterium »kein Zeckenstich erinnerlich« ausgewählt. Die vergleichsweise geringe Größe dieser Gruppe resultiert aus der niedrigen Zahl der nichtgestochenen Personen. Nachfolgend kommen insbesondere die Befunde der Frühjahrsuntersuchung zur Darstellung.

Anamnese und Laboruntersuchung

Von allen Probanden wurden 20 ml venöses heparinisiertes Blut und 10 ml Vollblut abgenommen zur Untersuchung im Immunfloreszenztest, Westernblot und Lymphozytentransformationstest. Das exponierte Kollektiv wurde befragt auf Häufigkeit von Zeckenstichen und dabei aufgetretenen klinischen Begleitsymptomen, chronischen Beschwerden und bereits diagnostizierten und behandelten Erkrankungen an Lyme-Borreliose.

Die Durchführung des Immunfluoreszenztests erfolgt nach vorheriger Absorption mit Treponema phagedenis (Reiterspirochäte) an dem B.-burgdorferi-Stamm PKo 2-85. Der gleiche Borrelien-Stamm wurde im Immunoblot als Antigen verwendet. Im Lymphozytentransformationstest, bei dem mononukleäre Zellen des peripheren Blutes stimuliert werden, kamen zwei verschiedene Borrelienstämme, PKo 2-85 (V. PREAC-MURSIC, München) und B31 (W. BURGDORFER, USA) in unterschiedlichen Konzentrationen und Antigenpräparationen zum Einsatz. Tetanus-Toxoid und das Lektin Phytohämagglutinin dienten als Kontroll-Antigen bzw. -Lektin.

Ergebnisse

Häufigkeit von Zeckenstichen

Bei diesem exponierten Kollektiv konnte die Inzidenz von Zeckenstichen innerhalb der letzten 5 Jahre mit 100% (29/29), innerhalb des letzten Jahres mit 90% (26/29) ermittelt werden. Die maximale Häufigkeit der Stichereignisse pro Jahr wurde von 2 Personen mit etwa 20 Stichen angegeben. Im Untersuchungszeitraum bemerkten 20 Jäger (69%) Zeckenstiche. 12 (41%) berichteten über 2 bis maximal 20 Stichereignisse.

Anamnestische und klinische Befunde

Aus der Anamnese während der ersten Befragung ergab sich, daß bei 10 Personen (34%) länger andauernde Rötungen im Bereich des Zeckenstiches erinnerlich waren, bei 3 (10%) davon sicher, bei 7 (24%) fraglich mit der Morphologie eines Erythema migrans (EM) vereinbar. Bei 3 Studienteilnehmern (10%) wurde im Untersuchungszeitraum 1991 ein atypisches Erythem mit mehr als 5 cm Durchmesser und mit einer Dauer von mehr als einer Woche beobachtet. Eine Lyme-Borreliose im Stadium II oder III war anhand der klinischen Konstellation (vorausgegangenes EM, typisches Beschwerdebild einer Borreliose) und labordiagnostischen Kriterien (positiver Antikörpernachweis im Liquor) bei 3 Personen (10%) innerhalb der letzten Jahre diagnostiziert worden. Die Therapie führte bei einem Patienten zu Beschwerdefreiheit, bei den anderen zu deutlicher Besserung, aber noch bestehenden Restsymptomen. Diese beiden, sowie 6 weitere Personen wurden in eine Gruppe »Lyme-Borreliose-verdächtige Beschwerden« eingeordnet. In dieser Gruppe berichteten die Personen vorwiegend über ausgeprägte Gelenk- und Muskelschmerzen (5/8), aber auch abnorme Müdigkeit und Schwindel (2/8), umschriebene Sensibilitätsstörungen und eine inzwischen abgeheilte Fazialisparese vor 18 Jahren (1/8). Die Gruppe mit stattgehabter Borreliose (n = 3), sicherem und fraglichem EM (n = 10) sowie für eine chronische Lyme-Borreliose verdächtige Beschwerden (n = 8) umfaßte insgesamt 17 Personen (59%). Bisher völlig symptomlos und zum Zeitpunkt der Befragung beschwerdefrei waren nur 12 Teilnehmer (41%).

Die Ergebnisse der ersten Untersuchung im IFT, Westernblot (WB) und Lymphozytentransformationstest (LTT) auf spezifische Immunreaktionen gegen *B. burgdorferi* sind in Tab. 3 dargestellt. In der serologischen Untersuchung lassen sich im polyvalenten IFT bei 17%, im IgM-IFT bei keiner und im IgG-WB bei 35% der Personen deutliche oder schwache Antikörperreaktionen gegen *B. burgdorferi* nachweisen. Die Befundung der Immunoblots erfolgte nach Kriterien, die von Z ö l l e r et al. erarbeitet wurden.

Die zelluläre Reaktion auf Borrelien der Stämme PKo 2-85, B31 und LW2 zeigte sich bei der ersten und auch der zweiten Untersuchung im Jägerkollektiv stets höher als im Normalspenderkollektiv (Abb. 1).

Bei der ersten Untersuchung lag die mittlere Zellproliferation in den nach verschiedenen Kriterien aufgegliederten Untergruppen 1–9 deutlich über der Stimulierbarkeit von Normalspenderzellen (19 000 Δcpm). Die Gruppe der stattgehabten chronischen Lyme-Borreliosen bot die höchste zelluläre Immunantwort. Eine humorale Reaktion in dieser Gruppe war dagegen nur bei einer Person mit Restbeschwerden nachweisbar (niedriger IFT-Titer mit 1:32, schwache Banden im WB). Das klinisch auffällige Kollektiv mit aktuellen Beschwerden, EM oder Neuroborreliose zeigte seltener (12%) eine starke humorale Immunreaktion gegen *B. burgdorferi* als die Gruppe der klinisch unauffälligen Probanden (33%). Umgekehrt dagegen lag die zelluläre Reaktion bei den Personen mit klinischen Symptomen höher.

TABELLE 3. Humorale und zelluläre Immunantwort eines exponierten Kollektivs aus Mittelfranken. Untersuchung im Frühjahr 1991.

Gruppe	Anzahl	IFT (IgG)	IFT (IgM)	WB (stark)	WB (schwach)	LTT B.b. (Δcpm)
1 alle	n = 29	5 (17%)	0	7 (25%)	3 (10%)	33 000
2 Zeckenbiß 1990/91	n = 26	5	0	7	3	32 500
3 EM gesichert	n = 3	1	0	0	1	29 500
4 EM fraglich	n = 7	1	0	1	1	40 500
5 Neuroborreliose	n = 3	1	0	0	1	46 000
6 Gelenk-/Muskel- beschwerden	n = 4	0	0	1	0	39 500
7 neurologische Beschwerden	n = 3	0	0	0	1	34 500
8 Gruppe 3 + 4 + 5 + 6 + 7	n = 17	2 (12%)	0	2 (12%)	3 (18%)	37 500
9 gesund	n = 12	3 (25%)	0	5 (42%)	0 (0%)	28 500

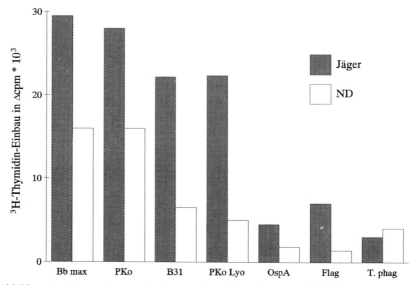

Abbildung 1. T-Lymphozytenstimulation: Jäger/Normalspender, Frühjahr 1991. Bb max: maximale Proliferation aus PKo und B31; PKoLyo: PKo-Lyophilisat; OspA: Outer Surface Protein A; Flag: Flagellin; T. phag: Treponema Phagedenis

Diskussion

In dieser Pilotstudie wurde eine 29 Personen umfassende zeckenexponierte Gruppe untersucht. Anhand dieser kleinen Personenzahl konnte die Wertigkeit von relativ aufwendigen Techniken wie dem Immunoblot und der spezifischen T-Zell-Stimulation für die epidemiologische Diagnostik ausgetestet werden. Wie die vorliegenden Ergebnisse in der Zusammenschau zeigen, besteht in dieser Probandengruppe mit 100%iger Zeckenexposition eine erstaunlich hohe Infektionshäufigkeit. Nicht alle infizierten Personen entwickeln klinische Beschwerden. Dabei erscheint eine starke humorale Reaktion häufiger mit einem subklinischen Verlauf einherzugehen. Ob und welche spezifischen Antikörperantworten hierfür verantwortlich sind, kann anhand dieser kleinen Anzahl aber nicht ermittelt werden. Die Beantwortung der Frage, ob insbesondere die verdächtigen Symptome wie Muskel- und Gelenkbeschwerden, Schwindel, abnorme Müdigkeit und Konzentrationsstörungen im Einzelfall einer Borreliose zugeordnet werden können, erfordert eine Langzeitbeobachtung. Die T-zelluläre Diagnostik hat sich insbesondere bei Personen mit einer Borreliose im Stadium II/III sowie chronischer Beschwerdesymptomatik im Mittel erhöht gezeigt. Damit ist sie sicher ein zusätzlicher, aber sehr aufwendiger Baustein in der Diagnostik von chronischen Lyme-Borreliosen, die sich anhand klinischer und serologischer Befunde nicht abgrenzen lassen. Dieser Test sollte deshalb auch bei den nachfolgenden umfangreicheren Studien berücksichtigt werden.

Neben der Erhebung epidemiologischer Daten verhalf diese Pilotstudie dazu, die Jäger auf Häufigkeit und Symptome der Lyme-Borreliose aufmerksam zu machen. Als wichtigste von Zecken übertragene Infektionskrankheit ist sie leider selbst bei exponierten Personen noch viel zu wenig bekannt. Durch die enge Zusammenarbeit mit solchen Risikogruppen wird somit auch ein wichtiger Beitrag zur Früherkennung und damit rechtzeitigen Behandlung dieser weit verbreiteten Erkrankung geleistet.

Literatur

AESCHLIMANN A, CHAMOT E, GIGON F, JEANNERET JP, KESSELER D, WALTHER C. B. burgdorferi in Switzerland. Zbl Bakt Mikrobiol Hyg A 1987; 263 (3): 450–8.

BIGAIGNON G, TOMASI JP, GOUBAU P, MARTIN P, PIERARD D, SINDIC CJ, DUPUIS M, MARCELIS L, DEGREEF H, WILLOCX D et al. A clinical and sero-epidemiological study of 190 Belgian patients suffering from Lyme borreliosis. Acta Clin Belg 1989; 44 (3): 174–81.

FAHRER H, SAUVAIN MJ, v. d. LINDEN S, ZHIOUA E, GERN L, AESCHLIMANN A. Prävalenz der Lyme-Borreliose in einer schweizerischen Risikopopulation. Schweiz Med Wochenschr 1988; 118 (2): 65–9.

FAHRER H, VAN DER LINDEN SM, SAUVAIN MJ, GERN L, ZHIOUA E, AESCHLIMANN A. The prevalence and incidence of clinical and asymptomatic Lyme borreliosis in a population at risk. J Infect Dis 1991; 163 (2): 305–10.

From the Centers for Disease Control. Lyme disease in the United States, 1987 and 1988. JAMA 1989; 262 (16): 2209–10.

HASSLER D, ZÖLLER L, HAUDE M, HUFNAGEL HD, SONNTAG HG. Lyme-Borreliose in einem europäischen Endemiegebiet. Antikörperprävalenz und klinisches Spektrum. Dtsch Med Wochenschr 1992; 117 (20): 767–74.

HERZER P, WILSKE B. Lyme arthritis in Germany. Zbl Bakt Mikrobiol Hyg A 1986; 263 (1–2): 268–74.

HERZER P. Lyme arthritis in Europe: comparisons with reports from North America. Ann Rheum Dis 1988; 47 (9): 789–90.

HERZER P. Joint manifestations of Lyme Borreliosis in Europe. Scand J Infect Dis Suppl 1991; 77: 55–63.

HORST H. Einheimische Zeckenborreliose (Lyme-Krankheit) bei Mensch und Tier. Perimed, Erlangen, 1991.

Krampitz HE, Bark S. Zur Epidemiologie der Ixodes-Borreliose in Süddeutschland. Immun Infekt 1987; 15 (4): 141–5.

Krampitz HE, Bark S. Patterns of seasonal variation in the infestation of the roe deer, Capreolus capreolus L. (Mammalia: Artiodactyla) with Borrelia infected Ixodes ricinus L. (Acari: Ixodidae) in northern Bavaria (F.R.G.). Zbl Bakt Suppl 1989; 18: 21–5.

Kuiper H, de Jongh BM, Nauta AP, Houweling H, Wiessing LG, van Charante AW, Spanjaard L. Lyme borreliosis in Dutch forestry workers. J Infect 1991; 23 (3): 279–86.

Lyme disease surveillance in the United States, 1989–1990. MMWR 1991; 40 (25): 417–21.

Münchhoff P, Wilske B, Preac-Mursic V, Schierz G. Antibodies against Borrelia burgdorferi in Bavarian forest workers. Zbl Bakt Mikrobiol Hyg A 1987; 263 (3): 412–9.

Nadal D, Wunderli W, Briner H, Hansen K. Prevalence of antibodies to Borrelia burgdorferi in forestry workers and blood donors from the same region in Switzerland. Eur Clin Microbiol Infect Dis 1989; 8 (11): 992–5.

Paul H, Gerth HJ, Ackermann R. Infectiousness for humans of Ixodes ricinus containing Borrelia burgdorferi. Zbl Bakt Mikrobiol Hyg A 1987; 263 (3): 473–6.

Rahn DW, Malawista SE. Lyme Disease. Recommendations for diagnosis and treatment. Ann Int Med 1991; 114 (6): 472–81.

Schmidt R, Kabatzki J, Hartung S, Ackermann R. Erythema chronicum migrans disease in the Federal Republic of Germany. Zbl Bakt Mikrobiol Hyg A 1987; 263 (3): 435–41.

Schmutzhard E, Stanek G, Pletschette M, Hirschl AM, Pallua A, Schmitzberger R, Schlogl R. Infections following tickbites. Tick-borne encephalitis and Lyme borreliosis. A prospective epidemiological study from Tyrol. Infection 1988; 16 (5): 269–72.

Shapiro ED, Gerber MA, Holabird NB, Berg AT, Feder HM, Bell GL, Rys PN, Persing DH. A controlled trial of antimicrobial prophylaxis for Lyme disease after deer-tick bites. N Engl J Med 1992; 327 (25): 1769–73.

Sigal LH. Summary of the fourth international symposium on Lyme borreliosis. Arthritis Rheum 1991; 34 (3): 367–70.

Smith HV, Gray JS, McKenzie G. A Lyme borreliosis human serosurvey of asymptomatic adults in Ireland. Int J Med Microbiol 1991; 275 (3): 382–9.

Smith PF, Benach JL, White DJ, Stroup DF, Morse DL. Occupational risk of Lyme disease in endemic areas of New York State. Ann N Y Acad Sci 1988; 539: 289–301.

Stanek G, Pletschette M, Flamm H, Hirschl AM, Aberer E, Kristoferitsch W, Schmutzhard E. European Lyme borreliosis. Ann N Y Acad Sci 1988; 539: 274–82.

Stanek G, Flamm H, Groh V, Hirschl A, Kristoferitsch W, Neumann R, Schmutzhard E, Wewalka G. Epidemiology of borrelia infections in Austria. Zbl Bakt Mikrobiol Hyg A 1987; 263 (3): 442–9.

Steere AC, Taylor E, Wilson ML, Levine JF, Spielman A. Longitudinal assessment of the clinical and epidemiological features of Lyme disease in a defined population. J Infect Dis 1986; 154 (2): 295–300.

Wilske B, Steinhuber R, Bergmeister H, Fingerle V, Schierz G, Preac-Mursic V, Vanek E, Lorbeer B. Lyme-Borreliose in Süddeutschland. Epidemiologische Daten zum Auftreten von Erkrankungsfällen sowie zur Durchseuchung von Zecken (Ixodes ricinus) mit Borrelia burgdorferi. Dtsch Med Wochenschr 1987; 112 (45): 1730–6.

Laboratoriumsdiagnostik bei der B.-burgdorferi-Infektion des Menschen (»Lyme-Borreliose«)

M. D. KRAMER, S. MOTER, F. STARKE, HEIDELORE HOFMANN,
M. M. SIMON, R. WALLICH

Einleitung

Die Diagnose einer Borrelia(B.-)-burgdorferi-Infektion (»Lyme-Borreliose«) erfolgt in erster Linie aufgrund klinischer Kriterien (23, 39, 40, 72). Dies ist unproblematisch bei klinisch klar definierten Manifestationsformen, bspw. bei den dermatologischen Manifestationen: dem Erythema (chronicum) migrans (ECM) im Frühstadium und der Acrodermatitis chronica atrophicans (ACA) im Spätstadium der Infektion. Im Frühstadium ist bei der Diagnosefindung zusätzlich die Zeckenbiß-Anamnese hilfreich.

Problematisch wird die Diagnosestellung bei systemischen Manifestationsformen der Infektion, wie Karditis (37, 45, 62, 66, 69), Arthritis (16, 32, 67, 71) und Neuritis (42, 55). In diesen Fällen ist die klinische Symptomatik eher uncharakteristisch, so daß eine Reihe von Differentialdiagnosen berücksichtigt werden muß. Auch bei uncharakteristischen Hautmanifestationen (5, 24, 74) ist die Diagnose einer B.-burgdorferi-Infektion nicht allein aufgrund klinischer Kriterien zu stellen (1). In diesen Fällen verlangt der Kliniker nach Unterstützung durch laboratoriumsdiagnostische Verfahren.

Wie bei anderen Infektionskrankheiten auch ist bei der B. burgdorferi-Infektion die Erhärtung oder das Verwerfen einer klinischen Verdachtsdiagnose das Ziel einer laboratoriumsdiagnostischen Maßnahme. Es gibt hierzu grundsätzlich zwei Ansätze: den »direkten« Erregernachweis und den »indirekten Erregernachweis« letzterer über den Nachweis einer (immunologischen) Auseinandersetzung des Wirts mit dem Erreger. »Indi-

---

Abkürzungen: ACA = Acrodermatitis chronica atrophicans; B. = Borrelia; DNS = Desoxyribonukleinsäure; E(C)M = Erythema (chronicum) migrans; ELISA = Enzymelinked immunosorbent assay; IFT = Indirekter Immunfluoreszenztest; PKR = Polymerase-Kettenreaktion

rekt« ist auch ein neueres Verfahren: die Amplifikation von Erreger-DNS mit der sog. »Polymerase-Kettenreaktion (PKR)«.

Im folgenden werden die zur Zeit gängigen laboratoriumsdiagnostischen Verfahren zum Nachweis einer B.-burgdorferi-Infektion des Menschen vorgestellt und bewertend diskutiert. Bezüglich der Einzelheiten sei auf die angegebene Literatur verwiesen. Ohne Anspruch auf Vollständigkeit sind in dem vorliegenden Artikel Daten berücksichtigt, die auf der letzten Internationalen Lyme-Borreliose-Konferenz (Juni 1992; Arlington, USA) präsentiert wurden.

Direkter Erregernachweis

Der direkte Erregernachweis in infizierten Geweben erfolgt klassischerweise über die Anzucht und nachfolgende biochemische oder färberische Differenzierung des Erregers. Alternativ kann der Nachweis über mehr oder weniger spezifische Anfärbungen in Gewebeschnitten oder Ausstrichen direkt erfolgen.

Anzucht aus infiziertem Gewebe

Die Erregeranzucht wurde ermöglicht, nachdem durch Barbour und Mitarbeiter ein geeignetes Kulturmedium für B. burgdorferi, das sog. Barbour-Stoenner-Kelly-(BSK)-Medium, entwickelt worden war (8, 10, 11, 36, 73). Die Erregeranzucht aus verschiedenen infizierten Geweben wie läsionaler Haut bei ECM und ACA (7, 13), Liquor bei ZNS-Manifestationen der Borreliose (9), und Synovialflüssigkeit bei Lyme-Arthritis (63) hat zur Definition des Krankheitsbildes der B.-burgdorferi-Infektion des Menschen beigetragen. Darüber hinaus führten die erfolgreichen Anzuchtversuche zur Bereitstellung einer Reihe von Erregerisolaten, die zur Definition der phänotypischen und genotypischen Heterogenität der Spezies B. burgdorferi beigetragen haben (78).

Die Anzucht ist jedoch aufgrund der anspruchsvollen Kulturbedingungen und niedrigen Verdopplungsraten von B. burgdorferi, der geringen Erregerdichte im infizierten Gewebe und der Tatsache, daß lebende, d. h. optimal konservierte Borrelien in den Ansatz eingebracht werden müssen, keine Routinemethode. Die Methode bleibt spezialisierten Laboratorien (64, 76) vorbehalten: in Deutschland ist hier vor allem das Laboratorium von Frau Dr. V. Preac-Mursic am Max-von-Pettenkofer-Institut in München zu nennen (58, 59, 60).

In den Speziallaboratorien jedoch können sehr hohe Anzuchtraten erzielt werden: In Arlington berichtete Berger (12, 14) über Anzuchtraten zwischen 57 und 86% aus Biopsien läsionaler Haut bei Erythema migrans. Bei neurologischen Manifestationen kann die Anzucht aus Liquor als zusätzlicher Parameter bei negativer intrathekaler Antikörperproduktion herangezogen werden (46).

Folgende Punkte müssen berücksichtigt werden, wenn man den Wert der Anzucht als diagnostisches Verfahren bei der *B.-burgdorferi*-Infektion beurteilt: (i) Anzuchtversuche liefern immer nur eine Minimalabschätzung der Infektionsrate; (ii) aufgrund der langen Generationszeiten von B. burgdorferi beträgt die Bebrütungsdauer einer Kultur bis zu 4 Wochen, bevor ein zuverlässig negativer oder positiver Befund vorliegt; (iii) für die Anzucht von B. burgdorferi sind technische Voraussetzungen und methodische Erfahrung zu fordern, die nur in spezialisierten Laboratorien gegeben sind. Die Anzucht von B. burgdorferi kann deshalb nicht als Routinemethode eingestuft werden. Als Spezialmethode bei klinischen Problemfällen und möglicherweise zur Therapiekontrolle kann die Methode in enger Zusammenarbeit zwischen Klinikern und Speziallaboratorien eingesetzt werden. Bei der Therapiekontrolle können jedoch praktisch nur positive Resultate die mangelhafte antibiotische Sanierung anzeigen, negative Anzuchtergebnisse, insbesondere bei weiter bestehendem klinischen Verdacht auf eine Infektion sind aufgrund der o. g. Schwächen des Verfahrens nur unter Vorbehalt zu verwerten. Es deutet sich an (46), daß die Anzucht bei der frühen Neuroborreliose einen Stellenwert in der Diagnostik besitzt.

Unspezifische Anfärbung des Erregers im infizierten Gewebe (Silberfärbung nach Dieterle)

Diese Nachweismethoden wurden – in Ableitung entsprechender Verfahren aus der Syphilisdiagnostik – schon sehr früh eingesetzt, nachdem die Verwandtschaft von *Borrelia burgdorferi* mit Treponema pallidum aufgeklärt worden war. Faktoren, wie niedrige Erregerdichte im infizierten Gewebe, Formvariabilität und geringe Größe der Erreger, beeinflussen die Anwendbarkeit dieser Methode negativ. Zusätzlich sind Färbeartefakte zu erwarten, denn das Versilberungsverfahren besitzt nur eine relative Spezifität für Spirochäten und kann nicht zwischen *B. burgdorferi* und anderen (apathogenen) Spirochäten differenzieren. Festzustellen bleibt, daß diese Methode nur in der Hand erfahrener Untersucher die notwendige Sicherheit bei der diagnostischen Anwendung bietet.

In Arlington wurde über eine kooperative Studie deutscher und amerikanischer Wissenschaftler berichtet (22): in dieser Studie wurde Paraffinschnittmaterial von Hautmanifestationen der Lyme-Borreliose sowohl mit der Polymerase-Kettenreaktion (PKR), als auch der Silberfärbung und der Immunhistologie untersucht. Die Autoren stellen fest: »There was no positivity in negative controls, and 98% of clinical EM [Erythema migrans (A. d. A)] were positive by both silver staining and PCR.« Darüber hinaus führen die Autoren aus: »Immunohistochemical methods were able to detect intact spirochetes, but the sensitivity was not regarded as better than good silver staining.«

Spezifische Anfärbung des Erregers im infizierten Gewebe (Immunhistologie)

Die spezifische Anfärbung von Erregern kann theoretisch durch den Einsatz immunhistologischer Methoden erzielt werden: hierbei werden spezifische mono- oder polyklonale Antikörper mit Gewebeschnitten in Ansatz gebracht und die Reaktion dieser Antikörper wird über enzym- oder fluoreszenzabhängige Verfahren sichtbar gemacht. Ausführliche Untersuchungen von Aberer und Mitarbeitern (2, 3, 4, 6) haben die Probleme und Grenzen dieser Methode aufgezeigt: neben der geringen Erregerdichte im infizierten Gewebe bereiten die geringe Größe der Borrelien und ihre variable Form erhebliche Schwierigkeiten bei der Auswertung. Im Querschnitt, der aufgrund der langgestreckten Form der Borrelien die häufigste Schnittform darstellt, hat eine einzelne Borrelie einen Durchmesser von nur $\approx 0{,}2{-}0{,}3$ μm; ein gefärbter Punkt von dieser Größe entgeht leicht der Auswertung. Erschwert wird die Beurteilung auch dadurch, daß unter Antibiotikatherapie erhebliche Formveränderungen der Borrelien auftreten können (34, 51, 60, 80). Unsere eigenen Erfahrungen bestätigen die von Aberer und Mitarbeitern aufgedeckten Schwierigkeiten; in Abb. 1 sind Beispiele gezeigt. Die Bewertung der immunhistologischen Anfärbungen erfordert Erfahrung, die in unserem Laboratorium in Heidelberg anfangs v. a. durch die Untersuchung von Geweben aus experimentell

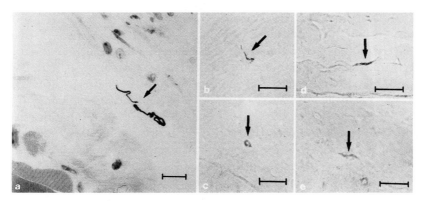

Abbildung 1. Histologischer und immunhistologischer Nachweis von *B. burgdorferi*. (a): Semidünnschnitt des subkutanen Gewebes an der Schwanzwurzel einer mit dem *B.-burgdorferi*-Stamm ZS 7 experimentell inokulierten Maus. Pfeil: spirochätenähnliche Struktur an der Grenze zur Subkutis. Maßstab: 20 µm. (b): Gefrierschnitt des Herzens einer mit dem *B.-burgdorferi*-Stamm ZS 7 infizierten Maus. Immunperoxidasefärbung unter Verwendung des direkt peroxidasemarkierten monoklonalen Antikörpers LA-21 (38). Positive Markierung einer spirochätenähnlichen Struktur im zellreichen Interstitium zwischen Herzmuskelfasern gelegen. Maßstab: 35 µm (c-e): Gefrierschnitte läsionaler Haut eines Patienten mit Erythema migrans. Immunperoxidasemarkierung unter Verwendung des direkt peroxidasemarkierten monoklonalen Antikörpers LA-21. (c): spezifisch angefärbte Struktur im Korium. Von uns als Anschnitt eines B.-burgdorferi-Organismus interpretiert. Maßstab: 30 µm. (d): unspezifische Randfärbung einer (Kollagen-)Faserstruktur. Artefakt. Maßstab: 30 µm. (e): spezifisch angefärbte Struktur im Korium. Von uns als Anschnitt eines *B.-burgdorferi*-Organismus interpretiert. Maßstab: 30 µm.

infizierten Tieren gewonnen wurde. Die immunhistologische Untersuchung wird bei uns z. Zt. als flankierende Untersuchung zur Polymerase-Kettenreaktion durchgeführt.

Indirekter Erregernachweis

Der indirekte Erregernachweis erfolgt im Allgemeinen durch Nachweis einer immunologischen Auseinandersetzung des Wirtsorganismus mit dem Erreger. Klassischerweise wird der Nachweis spezifischer Antikörper (humorale Immunantwort) im Serum oder in anderen Körperflüssigkeiten, insbesondere Liquor, durchgeführt.

Eine Methode zur Erfassung der zellulären Immunantwort ist die antigenspezifische T-Zell-Proliferation in vitro: hierbei werden T-Lymphozyten durch Konfrontation mit Borrelien-Antigen zur Proliferation angeregt. Eine Proliferationsaktivität zeigt sich, wenn »Gedächtnis-T-Zellen«, die in vivo bereits Kontakt mit dem Antigen hatten, restimuliert werden: hieraus ergibt sich der diagnostische Wert dieser Methode.

Die Entwicklung der Molekularbiologie hat eine weitere Methode zum indirekten Erregernachweis verfügbar gemacht: nämlich den Nachweis erregerspezifischer DNS über die sog. Polymerase-Kettenreaktion. Hierbei wird über einen molekularbiologischen Verstärkungsmechanismus und unter Einsatz sequenzspezifischer Oligonukleotide ein prinzipiell hochsensitiver und spezifischer Nachweis eines Erregeräquivalents, nämlich erregerspezifischer DNS, geführt.

Nachweis spezifischer Serumantikörper

Der Nachweis von Antikörpern gegen B. burgdorferi erfolgt im allgemeinen im sog. Enzyme-linked immunosorbent assay (ELISA) oder im indirekten Immunfluoreszenztest (IFT). Der sog. Immuno-Blot (oder auch »Western-Blot«) findet in letzter Zeit ebenfalls breitere Anwendung.

Sehr wesentlich hängt das Ergebnis der einzelnen Antikörpernachweisverfahren natürlich von der Art und Aufbereitung des verwendeten Antigens ab. Der IFT (Abb. 2 und 3), bei dem intakte Borrelien auf Objektträger fixiert werden, bietet neben der Verwendung eines weitgehend »unverfälschten« Antigens noch die Möglichkeit, positive Reaktionen einer morphologischen Struktur zuzuordnen. In erster Linie werden beim IFT naturgemäß zelloberflächenassoziierte Antigene markiert. Antigene innerhalb der Borrelie werden von den Antikörpern nur dann erreicht, wenn bei der Fixierung der Borrelien auf die Objektträger eine Freilegung der Strukturen – durch geeignete Fixierungsmittel oder Detergentien – erfolgt ist. Dies gilt um so mehr, als bekannt ist, daß im Verlauf einer B.-burgdorferi-Infektion eine frühe und starke Immunantwort gegen das sog. »Flagellin« (41 kD Protein) gerichtet ist: das Flagellin ist kein Oberflächenprotein von B. burgdorferi, sondern ist im sog. periplasmatischen Raum innerhalb der äußeren Hüllmembran lokalisiert.

Bei den gebräuchlichen ELISA-Testen wird Borrelien-Gesamtantigen eingesetzt: die Erreger werden, z. B. durch Ultraschallbehandlung, zerlegt. Das entstandene Gemisch intra- und extrazellulärer Antigene wird durch

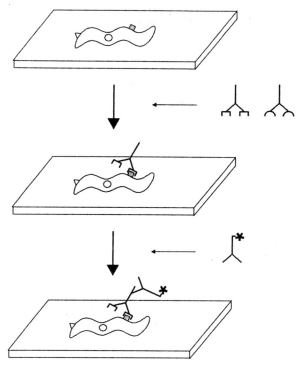

Abbildung 2. Prinzip des indirekten Immunfluoreszenz-Tests (IFT). Intakte Borrelien werden auf Glasobjektträger aufgebracht und fixiert. Antikörperhaltige Patientenseren werden zugegeben und die borrelienspezifischen Antikörper (Immunglobuline) binden an die entsprechenden Antigene. Anschließend werden fluoreszenzmarkierte anti-Human-Immunglobulin-Antikörper zugefügt. Die Anfärbungen werden in einem Fluoreszenmikroskop evaluiert. Quantifizierung der Antikörper im Patientenserum erfolgt durch Titration des Patientenserums im ersten Schritt.

unspezifische Bindung auf die Festphase der ELISA-Platte aufgebracht und ist dann für die zu testenden Antikörper verfügbar. Das Prinzip des ELISA ist in Abb. 4 dargestellt.

Aus den erwähnten technischen Unterschieden zwischen IFT und ELISA geht hervor, daß eine 100%ige Übereinstimmung der serologischen Befunde im IFT und im ELISA a priori nicht zu erwarten ist.

Bei dem Immuno-Blot werden Gesamtborrelien ebenfalls durch geeignete Maßnahmen, z.B. Detergenzlyse, in ihre molekularen Bestandteile

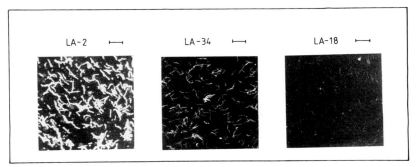

LA-2 ⊢—⊣   LA-34 ⊢—⊣   LA-18 ⊢—⊣

Abbildung 3. Ergebnis einer Immunfluoreszenz-Untersuchung. Nach dem unter Abb. 2 erklärten Prinzip wurden intakte B.-burgdorferi-Organismen (Stamm ZS 7) im Immunfluoreszenzverfahren mit den monoklonalen Antikörpern LA-2 (anti-OspA; 31 kD), LA-34 (anti-Flagellin; 41 kD) und LA-18 (anti-60 kD-Antigen) (38) untersucht. Eindeutig positives Signal mit LA-2. Schwaches, inkonsistentes Signal mit LA-34. Kein Signal mit LA-18. Die drei Antikörper reagieren positiv im ELISA auf Borrelien-Gesamt-Sonikat. Das Ergebnis des IFT belegt die unterschiedliche Expression und immunologische Verfügbarkeit der von den monoklonalen Antikörpern erkannten Antigene und ist ein Hinweis auf die distinkte subzelluläre Lokalisation dieser Antigene. Der monoklonale Antikörper LA-2 erkennt ein klassisches Oberflächenmolekül von B. burgdorferi: »OspA« = »Outer surface protein A«.

zerlegt. Anschließend erfolgt eine vom Molekulargewicht abhängige elektrophoretische Trennung der Antigene in SDS-Polyacrylamidgelen (zum Prinzip des Immuno-Blot siehe Abb. 5; ein Beispiel ist in Abb. 6 dargestellt). Die aufgetrennten Antigene werden anschließend auf eine Festphase übertragen (z. B. auf Nitrozellulose-Papier) und dann mit den zu testenden Antikörpern zur Reaktion gebracht. Die Stelle spezifischer Antikörperre-

Abbildung 4. Prinzip des Enzyme-linked immunosorbent assays (ELISA). Gesamtborrelien ▶ werden durch geeignete Maßnahmen, bspw. durch Beschallung, in ihre Einzelbestandteile zerlegt. Die auf diese Art in Lösung gebrachten Antigene der Gesamtborrelie werden in den Vertiefungen einer Mikrotiterplatte immobilisiert. Anschließend wird antikörperhaltiges Patientenserum zugefügt: es kommt zur Bindung borrelienspezifischer Antikörper (Immunglobuline) an die jeweiligen Antigene. Anschließend werden enzymmarkierte anti-Human-Immunglobulin-Antikörper zugefügt. In Abhängigkeit von den zuvor gebundenen anti-Borrelien-Antikörpern kommt es zur Bindung der enzymmarkierten Antikörper. Anschließend wird ein lösliches, farbloses Substrat zugegeben, welches in ein farbiges, lösliches Produkt umgewandelt wird: die Menge des gebildeten Produkts ist proportional der Menge gebundener borrelienspezifischer Immunglobuline. Die Quantifizierung des gebildeten Produkts erfolgt photometrisch in einem Mikrotiterplatten-Photometer.

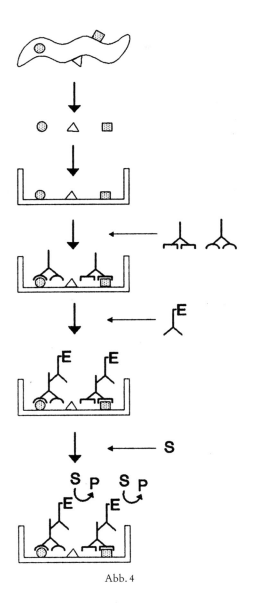

Abb. 4

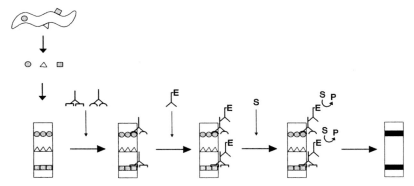

Abbildung 5. Prinzip der Immuno-Blot-Untersuchung. Gesamtborrelien werden durch geeignete Maßnahmen – z. B. Detergenzlyse – in ihre Einzelbestandteile zerlegt und anschließend elektrophoretisch mittels SDS-PAGE (Sodium-Dodecylsulfat-Polyacrylamid-gel-Elektrophorese) aufgetrennt: es erfolgt eine molekulargewichtsabhängige Trennung des Antigengemisches. Die aufgetrennten Antigene werden auf eine feste Trägerphase (z. B. Nitrozellulose-Papier) übertragen. Die immobilisierten Antigene werden dann mit den antikörperhaltigen Patientenseren zur Reaktion gebracht: die spezifischen Antikörper binden an die entsprechenden Antigene. Anschließend werden enzymmarkierte anti-Human-Immun-globulin-Antikörper zugefügt. Die Stelle der Antikörperreaktion wird durch eine Enzymreaktion sichtbar gemacht: ein lösliches Substrat wird in ein unlösliches Produkt überführt. Am Ort der Antikörperreaktion wird eine gefärbte Bande sichtbar. Die Bandenmuster erlauben eine detaillierte Analyse der Antikörperspezifitäten in den untersuchten antikörperhaltigen Seren: die Immuno-Blot-Analyse ist in erster Linie qualitativ.

aktion wiederum wird durch entsprechende enzymatische Reaktionen sichtbar gemacht.

Die von den Antikörpern erkannten Antigene können so anhand ihres Molekulargewichts differenziert werden: es konnten auf diese Weise immundominante Proteine von B. burgdorferi erkannt werden und es konnten die Proteine identifiziert werden, die im wesentlichen für Kreuz-reaktionen verantwortlich sind. Hierbei ist zu berücksichtigen, daß bei der Probenaufbereitung für die Elektrophorese und bei der Auftrennung eine Denaturierung der Antigene erfolgt; dies steht im Gegensatz zu dem ELISA und dem IFT, bei welchen native Antigene eingesetzt werden. 100%ige Übereinstimmung der Befunde im Immuno-Blot und im ELISA bzw. IFT ist daher nicht zu erwarten. Ein Problem bei der Auswertung von Borrelien-Immuno-Blots, welches auch in Arlington zur Sprache kam, ist die Einschätzung von gehäuft auftretenden und nicht als B.-burgdorferispezifisch einzuschätzenden Bandenmustern: insbesondere der unerfahrene Auswerter wird durch solche Befunde erheblich verunsichert. Ein weiteres Problem ist bei dem Immuno-Blot die mangelnde Vergleichbarkeit zwischen verschiedenen Laboratorien; dies mag unter anderem an Unterschieden in der Antigenpräparation und der Durchführung des viele Arbeitsschritte umfassenden Blot-Verfahrens liegen. Zusammenfassend kann gesagt werden, daß z. Zt. die größte Sicherheit gegeben ist, wenn die Durchführung und Auswertung des Immuno-Blots in (Spezial-)Laboratorien erfolgt, die über Erfahrung in der Borreliose-Diagnostik verfügen.

Durch die Definition immundominanter bzw. Kreuzreaktion verursachender Antigene von B. burgdorferi im Immuno-Blot war die Voraussetzung zur Weiterentwicklung der Testsysteme gegeben: so wurde versucht, mit konventionellen Methoden (26, 35, 44, 52, 61, 82) oder mit Affinitätschromatographie an immobilisierten Antikörpern (17, 38, 70) sowie mit molekularbiologischen Klonierungs- und Expressionsansätzen, immundominante Proteine anzureichern bzw. in reiner Form zu erhalten. In einem alternativen Ansatz wurde versucht, die für Kreuzreaktionen verantwortlichen Antigene aus Gesamtborrelien-Extrakten zu entfernen (15). Die mehr

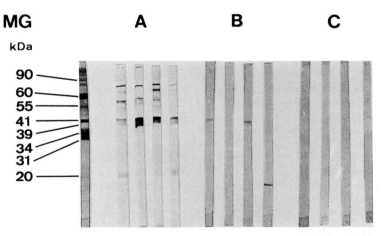

Abbildung 6. Ergebnis einer Immuno-Blot-Untersuchung. Dargestellt sind Beispiele von Seren aus drei Kollektiven: (A) Seren von Patienten mit dermatologischer Manifestation des Spätstadiums der B. burgdorferi-Infektion: Acrodermatitis chronica atrophicans; (B) Seren von Patienten im Sekundärstadium der Lues; (C) negative Kontrollseren. Als Molekulargewichtsstandard (MG) wurde je ein Streifen mit einem Gemisch monoklonaler Antikörper inkubiert, die durch peroxidasemarkierte Ziege-anti-Maus-Antikörper identifiziert wurden.

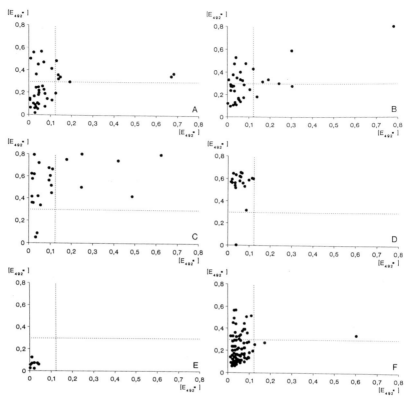

Abbildung 7. Vergleich von ELISAs der ersten und zweiten Generation. Seren aus sechs Kollektiven wurden im ELISA auf Reaktivität mit Gesamtborrelien-Ultrasonikat (konventioneller ELISA der »ersten Generation«) und mit einem Teilstück des Borrelien-Flagellins (41 kD Antigen) getestet. Bei letzterem handelt es sich um ein synthetisches Peptid der Teilsequenz von Aminosäureposition 203 bis 233 des Flagellin-Moleküls: nach einem Vergleich der Aminosäuresequenzen verschiedener bakterieller Flagelline enthält dieses Teilstück B.-burgdorferi-spezifische Epitope. ELISA-Platten wurden mit Gesamtborrelien-Ultrasonikat oder mit dem synthetischen Peptid beschichtet und der Test wurde wie in Abb. 4 gezeigt durchgeführt. Die Extinktionen wurden nach Peroxidase-Reaktion bei einer Wellenlänge von 492 nm vermessen. Die Extinktionswerte im konventionellen ELISA sind auf der Ordinate, die Extinktionswerte im Peptid-ELISA auf der Abszisse aufgetragen. Die Grenze des Positiv/Negativ-Cutoffs ist jeweils als gestrichelte Linie eingetragen. Die getesteten Serumkollektive umfaßten negative und positive Kontrollkollektive und ein kritisches kreuzreaktives Serumkollektiv (Lues-Seren): (A): Erythema-migrans-Seren; (B): Erythema-chronicum-migrans-Seren; (C): Acrodermatitis-chronica-atrophicans-Seren; (D): Lues-Seren; (E): negative Kontrollseren; (F): Seren von Blutspendern. Es zeigt sich bei dem Peptid-ELISA eine Erhöhung an Spezifität: im Gegensatz zu dem Gesamtborrelien-Sonikat-ELISA sind praktisch alle Lues-Seren negativ. Gleichzeitig wird ein Verlust an Sensitivität beobachtet: klinisch klar als Borreliose diagnostizierte Fälle (EM, ECM, ACA) sind in einem deutlichen Prozentsatz negativ.

oder weniger selektiv in ihrer Zusammensetzung veränderten Antigenpräparationen bzw. molekulargenetisch exprimierte oder proteinchemisch
synthetisierte Einzelproteine wiederum können dann als Antigenpräparationen in ELISA-Tests eingesetzt werden (44). Diese Vorgehensweise ist
erfolgversprechend; siehe auch ein Beispiel aus unserem Laboratorium in
Abb. 7. Eine Evaluierung der ELISA-Testsysteme der »zweiten Generation« anhand positiver und negativer Kontroll-Serumkollektive und insbesondere anhand umfangreicher kritischer, d. h. kreuzreaktiver Serumkollektive steht jedoch in vielen Fällen noch aus.

Nachweis spezifischer T-Lymphozyten

Die Methode des Nachweises einer spezifisch zellulären Immunantwort
wurde insbesondere aufgrund der sog. »seronegativen Lyme-Arthritis« (20,
21) favorisiert. Dem ursprünglichen Artikel von Dattwyler und Mitarbeitern zufolge handelt es sich hierbei um Fälle einer Lyme-Arthritis, bei
denen mit den angewandten serologischen Testverfahren keine Antikörper
im Serum nachgewiesen werden konnten. T-Zell-Stimulationsversuche
zeigten jedoch eine antigenspezifische Proliferation nach Konfrontation der
Patientenlymphozyten mit B.-burgdorferi-Antigen (65, 81). Bei diesem
Verfahren handelt es sich zum jetzigen Zeitpunkt (noch?) nicht um ein
Routineverfahren. Die Durchführung, bspw. bei klinischen Problemfällen
unter dem Verdacht einer seronegativen Lyme-Arthritis, bleibt Speziallaboratorien vorbehalten. In Deutschland wird die Methode v. a. von der
Arbeitsgruppe von G. Burmester und Mitarbeitern in Erlangen (30) durchgeführt: auch diese Gruppe berichtete in Arlington über einen Fall einer
seronegativen B.-burgdorferi-Infektion, bei dem eine spezifische T-Zell-
Proliferation gezeigt werden konnte. Die Borrelien-Ätiologie wurde in
diesem Fall noch durch einen positiven Anzuchtversuch unterstützt.

Nachweis erregerspezifischer DNS
mit der Polymerase-Kettenreaktion (PKR)

Bei der Polymerase-Kettenreaktion handelt es sich um eine Entwicklung
der Molekularbiologie mit der Möglichkeit zur enzymatischen spezifischen
Vervielfältigung von DNS-Sequenzen in vitro. Das Prinzip der PKR ist in
Abb. 8 dargestellt und erläutert. Schon sehr früh wurde auch an die

Möglichkeit gedacht, die PKR für die mikrobiologische Diagnostik einzusetzen: statt der Erregervermehrung über die Anzucht kann ein Erregeräquivalent, nämlich erregerspezifische DNS, über die PKR vermehrt werden. Anstelle spezifischer biochemischer Charakteristika oder Färbeeigenschaften ergibt sich bei der PKR die Spezifität über die DNS-Sequenz.

Eine zuverlässige Durchführung der PKR für diagnostische Zwecke erfordert ausführliche Vorarbeiten, um falsch-positive und falsch-negative Untersuchungsbefunde weitgehend auszuschließen. Die notwendigen Entwicklungsarbeiten im einzelnen: (i) Auswahl geeigneter Oligonukleotid-Primer-Kombinationen um einen hochsensitiven, artefaktfreien und einen möglichst alle Subtypen der Spezies B. burgdorferi umfassenden Erreger-

---

Abbildung 8. Das Prinzip der Polymerase-Kettenreaktion (PKR) beruht auf der zyklischen ▶ Wiederholung von 3 aufeinander folgenden Reaktionsschritten: der Denaturierung der Ziel-DNS, dem Annealing (Anlagerung) der Oligonukleotidprimer (in diesem Zusammenhang als »Amplimere« bezeichnet) und der Polymerisationsreaktion. In den Reaktionsansatz werden unterschiedliche Mengen der zu amplifizierenden Ziel-DNS oder Proben mit unbekanntem Gehalt der Ziel-DNS, Oligonukleotidprimer, Desoxynukleotidtriphosphate (dNTPs) und die thermostabile Polymerase aus Thermus aquaticus eingebracht. Im 1. Schritt, der Denaturierung, wird die Ziel-DNS, aus der eine bestimmte Teilsequenz amplifiziert werden soll, durch Hitzebehandlung bei 90–96° C in Einzelstrangform überführt. Im 2. Schritt, dem Annealing, lagern sich die im Überschuß enthaltenen Amplimere spezifisch an entsprechende Abschnitte der denaturierten DNS: Ziel-DNS und Amplimere bilden kurze Doppelstrangbereiche. Das Annealing muß bei einer möglichst hohen Temperatur (30–65° C) erfolgen, um eine unspezifische Anlagerung und damit unspezifische Amplifikation zu vermeiden. Nach dem Annealing liegt im Reaktionsansatz folgende Situation vor: das zu amplifizierende DNS-Segment wird von Amplimer/Ziel-DNS-Doppelstrangbereichen flankiert, wobei ein Amplimer an einem Ende der Ziel-DNS-Sequenz mit dem (+)-Strang und das 2. Amplimer am anderen Ende mit dem (−)-Strang der Ziel-DNS hybridisiert hat. Die angelagerten Amplimere werden nun im 3. Schritt, der Polymerisation, als Primer, d. h. als Startpunkte für die DNS-Neusynthese genutzt. Die Polymerisationsreaktion wird von der Taq-DNS-Polymerase katalysiert, einem thermostabilen Enzym aus dem Bakterium thermus aquaticus. Ausgehend von den Amplimeren synthetisiert dieses Enzym, das ein Temperaturoptimum von 72–74° C besitzt, einen DNS-Strang, der zur Ziel-DNS komplementär ist. Da die Taq-DNS-Polymerase die zyklischen Denaturierungsschritte bei 90–96° C, im Gegensatz zu den klassischen DNS-Polymerasen, ohne nennenswerten Aktivitätsverlust übersteht, war es möglich, die PKR weitgehend zu automatisieren. Die Temperaturveränderungen während der Reaktion können mikroprozessorgesteuert in einem programmierbaren Heizblock (»Intelligent heating Block«, »Thermocycler«) durchgeführt werden. Durch mehrmaliges Durchlaufen des Zyklus erhält man eine spezifische Anreicherung neusynthetisierter DNS-Fragmente, deren Länge durch die Lage der Amplimere definiert ist und deren Identität über die DNS-Sequenz mittels Hybridisierung oder Restriktionsverdau bestätigt werden kann.

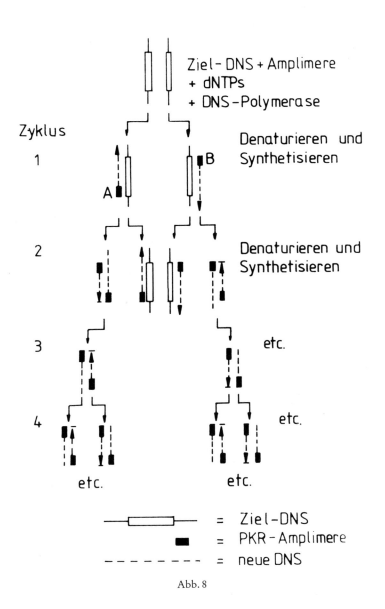

Ziel- DNS + Amplimere
+ dNTPs
+ DNS-Polymerase

Zyklus

1   Denaturieren und
     Synthetisieren

2   Denaturieren und
     Synthetisieren

3   etc.

4   etc.

etc.   etc.

= Ziel-DNS
= PKR-Amplimere
= neue DNS

Abb. 8

nachweis führen zu können, (ii) Etablierung der Probenaufbereitung, um bei verschiedensten Probenmaterialien (Liquor, Blut, Biopsiematerial) eine optimale Ausbeute an Erreger-DNS bei niedrigen Erregerdichten und vor dem Hintergrund hoher Mengen an (menschlicher) Nicht-Ziel-DNS und störender Komponenten zu erreichen, (iii) die Evaluierung der Methode an klinischem Probenmaterial möglichst im Vergleich mit einer weiteren Methode zum Erreger- und/oder Infektionsnachweis, und (iv) eine räumliche Trennung der Probenaufbereitung, des Testansatzes und der Testaus-

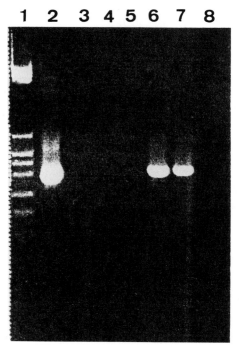

Abbildung 9. Ergebnis einer PKR-Untersuchung. Aus Gefrierschnitten der Hautproben wurde mittels Proteinase-K-Behandlung DNS extrahiert und eine sog. geschachtelte Polymerase-Kettenreaktion (»nested PCR«) durchgeführt. Die amplifizierte DNS entspricht einem internen Segment des Outer-Surface-Protein-A-Gens (31 kD Antigen). Im ersten Schritt wurde ein Fragment der Länge 665 bp, in einem zweiten Schritt ein internes Fragment der Länge 392 bp amplifiziert. Spur 1 = DNS Längenstandard; Spur 2 = Positivkontrolle (= exogene Borrelien-DNS); Negativkontrolle (keine Borrelien-DNS); Spuren 4 + 5 = Normalhaut; Spuren 6 + 7 = Läsionale Haut von Acrodermatitis chronica atrophicans; Spur 8 = kein Auftrag. Positives Signal (Bande bei 392 bp) in Spur 6 und 7.

wertung zur Vermeidung von Kontaminationen. So verbietet sich unseres Erachtens die Durchführung der PKR in einem Laboratorium, in dem gleichzeitig Borrelien (an-)gezüchtet werden. Das in unserem Laboratorium verfolgte Entwicklungs- und Evaluierungsprotokoll wurde kürzlich von Moter et al. (48, 49, 50) ausführlich beschrieben. Ein Beispiel für eine PKR-Untersuchung ist in Abb. 9 dargestellt.

Weitere Entwicklungen im Überblick

Weitere, zum größten Teil noch im Experimentalstadium befindliche Entwicklungen, die in Arlington vorgestellt wurden, werden im folgenden kursorisch dargestellt.

Drei Beiträge (27, 29, 43) beschäftigten sich mit dem Nachweis von B.-burgdorferi-Antigenen im Urin: es liegen demnach Hinweise vor, daß bestimmte B.-burgdorferi-Proteine im Urin nachweisbar sind. Sowohl falsch-positive als auch falsch-negative Ergebnisse wurden beobachtet. Vorsichtig formuliert eine Gruppe von Autoren: »... that measurement of antigen may be a helpful adjunct to diagnosis«. Eine Gruppe deutscher Autoren (29) weist auf die Notwendigkeit weiterer Entwicklungsarbeit hin: »Further investigations are necessary to exclude false-positive cases and evaluate the method further.«

In Analogie zur Syphilisdiagnostik werden auch immer wieder Hämaglutinations-Verfahren für die Borreliose-Diagnostik vorgestellt. Ein Beitrag in Arlington (53) beschäftigte sich mit einem indirekten Hämagglutinationstest; dieser wies jedoch keinen Vorteil gegenüber den gleichzeitig geprüften kommerziellen ELISA-Tests auf.

Mehrere Beiträge beschäftigten sich mit der lokalen Antikörperproduktion; der intrathekalen Antikörperproduktion bei Neuroborreliose (46; siehe auch: 77, 79) und der intrasynovialen Antikörperproduktion bei Lyme-Arthritis (33; siehe auch: 47, 68). In Übereinstimmung mit früheren Untersuchungen zeichnet sich ab, daß die Erfassung der intrathekalen Antikörperproduktion einen wichtigen Marker der frühen Neuroborreliose darstellt. Auch die Antikörperbestimmung in der Synovialflüssigkeit könnte gerade bei der Differentialdiagnose der Arthritiden diagnostische Bedeutung erlangen.

Festzustellen bleibt, daß die weiteren vorgestellten Methoden noch der Evaluierung an ausreichend großen negativen und positiven Kontrollkollektiven und – v. a. bei serologischen Testverfahren – an ausreichend großen kritischen, d.h. kreuzreaktiven Kontrollkollektiven bedürfen. Eine abschließende Bewertung zum Stellenwert dieser Methoden in der Diagnostik der Lyme-Borreliose läßt sich vorläufig nicht geben.

Ausblick

Am Anfang des Artikels wurde festgestellt, daß das Ziel der Diagnostik die Unterstützung oder Falsifizierung einer klinischen Verdachtsdiagnose sei. Diese Anforderung kann von der serologischen Diagnostik in spezialisierten und erfahrenen Laboratorien – insbesondere im Dialog mit dem behandelnden Arzt – erfüllt werden. Methoden der Wahl für die serologische Testung und auch weit verbreitet sind der ELISA und der IFT. Insbesondere jedoch der Immuno-Blot, die Erregeranzucht und der Nachweis von Erreger-DNS mit der PKR sollten in erfahrenen Speziallaboratorien durchgeführt werden.

In diesem Zusammenhang muß auf einige Punkte hingewiesen werden, die immer wieder für Verwirrung bei dem behandelnden Arzt, insbesondere aber bei dem betroffenen Patienten, sorgen. Der erste Punkt ist die Tatsache, daß unterschiedliche serologische Testverfahren nicht immer übereinstimmende Resultate liefern (31): auf einen Teil der technikbedingten Gründe hierfür wurde oben schon hingewiesen. Der zweite Punkt, der insbesondere dann zutrifft, wenn Laboratorien ihre eigenen Testantigene und Referenzstandards einsetzen, ist die mangelnde Vergleichbarkeit von Testergebnissen zwischen verschiedenen Laboratorien (25, 31, 41): Titerverläufe und -schwankungen sind demnach zur Zeit nur auswertbar, wenn die betreffenden Seren in einem Laboratorium mit der gleichen Methode vermessen wurden. Ziel der weiteren Entwicklungsarbeiten muß es sein, über Referenzseren und Ringversuche die Vergleichbarkeit der Testverfahren zwischen Laboratorien herzustellen.

Es muß noch einmal betont werden, daß bei der Diagnose einer Lyme-Borreliose z.Zt. in erster Linie klinische Kriterien berücksichtigt werden müssen. Die Erarbeitung eines Katalogs von Diagnosekriterien (im Sinne des ARA-Kriterienkatalogs bei der rheumatoiden Arthritis), bei dem klinische und laboratoriumsdiagnostische Parameter in gewichteter Weise einfließen, ist anzustreben.

Was sind, neben der Standardisierung der serologischen Diagnostik, die weitergehenden – sozusagen strategischen – Ziele einer Weiterentwicklung der Borrelien-Diagnostik? Zum einen wäre die Verfügbarkeit eines sehr sensitiven »Screening-Tests« in Kombination mit einem wiederum sehr spezifischen Bestätigungstest zu fordern. Sehr hilfreich – aus der Sicht des behandelnden Arztes – wären Testverfahren, die – in Ergänzung der klinischen Symptomatik – die Behandlungsbedürftigkeit einer Infektion anzeigen. So sollte ein entsprechendes Testverfahren idealerweise folgende Fragen beantworten: Liegt eine aktive Infektion oder ein (Rest-)Zustand nach ausgeheilter Infektion mit Seronarbe vor? Hat eine durchgeführte antibiotische Therapie zur Sanierung (Erregerfreiheit) geführt, oder muß die antibiotische Therapie fortgeführt werden?

Praktisches Vorgehen

Im Vordergrund steht die sorgfältige Erhebung der Anamnese und des klinischen Befundes: Gibt es Hinweise auf einen Zeckenbiß oder auf die diagnostisch wegweisende, mit Latenz zum Zeckenbiß auftretende Hautmanifestation Erythema migrans (»Wanderröte«)? Bei den sich nach Generalisation des Erregers ausbildenden internen Manifestationen am Herzen, am ZNS oder an den Gelenken sind die organspezifischen Differentialdiagnosen zu berücksichtigen und – soweit möglich – auszuschließen. Kommt aufgrund der klinischen Symptomatik eine Infektion mit B. burgdorferi in Betracht, so ist eine Untersuchung auf Antikörper im Patientenserum durchzuführen. Vorzugsweise werden der ELISA oder der IFT durchgeführt. Eine Bestätigung der Ergebnisse kann in erfahrenen Laboratorien im Immuno-Blot erfolgen.

Kommt man aufgrund der klinischen Symptomatik allein oder unterstützt durch laboratoriumsdiagnostische Befunde zu dem Ergebnis, daß (mit hoher Wahrscheinlichkeit) eine Infektion mit B. burgdorferi vorliegt, so ist eine antibiotische Therapie einzuleiten. Im Zweifelsfall genügt der begründete Verdacht für diese Entscheidung. Die lokalisierten (Früh-) Infektionen der Haut können mit einer mindestens 14tägigen oralen Doxycyclintherapie behandelt werden. Bei internen Manifestationen ist primär an eine parenterale Therapie zu denken: 3–4 × täglich 5 Mio. Einheiten Penicillin G intravenös oder Kurzinfusionen von Cephalosporinen der dritten Generation (18, 19, 28, 54, 56, 57, 70). Das klinische Bild unter und nach der Therapie ist zu beobachten: möglicherweise wird der begründete Verdacht im Sinne einer »ex iuvantibus«-Diagnose weiter bestätigt.

Klinische Problemfälle sind – wenn möglich nach Rücksprache und im Dialog mit auf dem jeweiligen Fachgebiet ausgewiesenen »Borreliose-Experten« – an geeignete Fachzentren zu überweisen. Hier können weitergehende Untersuchungen zum direkten oder indirekten Erregernachweis wie Anzucht oder PKR eingeleitet werden.

Danksagung

Die Autoren danken J. Reinartz für die Anfertigung der Schemazeichnungen.

Literatur

Das Literaturverzeichnis erhebt keinen Anspruch auf Vollständigkeit. Es werden Original- und Übersichtsarbeiten zitiert, die es dem interessierten Leser ermöglichen, Zugang zu dem betreffenden Thema zu finden. Es werden auch die im Text angesprochenen und in Arlington vorgestellten Kurzfassungen zitiert.

1. ABELE DC, ANDERS KH. The many faces and phases of borreliosis I. Lyme disease. J Am Acad Derm 1990; 23: 167–86.
2. ABERER E, STANEK G. Histological evidence for spirochetal origin of morphea and lichen sclerosus et atrophicans. Am J Dermatopathol 1987; 9: 374–9.
3. ABERER E, BRUNNER C, SUCHANEK G, KLADE H, BARBOUR A, STANEK G, LASSMANN H. Molecular mimicry and Lyme borreliosis: a shared antigenic determinant between Borrelia burgdorferi and human tissue. Ann Neurol 1989; 26: 732–7.
4. ABERER E, DURAY PH. Morphology of Borrelia burgdorferi: structural patterns of cultured Borreliae in relation to staining methods. J Clin Microbiol 1991; 29: 764–72.
5. ABERER E, KLADE H. Cutaneous manifestations of Lyme borreliosis. Infection 1991; 19: 284–6.
6. ABERER E, KLADE H, HOBISCH G. A clinical, histological, and immunohistochemical comparison of acrodermatitis chronica atrophicans and morphea. Am J Dermatopathol 1991; 13: 334–41.
7. ASBRINK E, HOVMARK A. Successful cultivation of spirochetes from skin lesions of patients with erythema chronicum migrans Afzelius and acrodermatitis chronica atrophicans. Acta Pathol Microbiol Immunol Scand B 1985; 93: 161–3.
8. BARBOUR AG, BURGDORFER W, HAYES SF, PETER O, AESCHLIMANN A. Isolation of a cultivable spirochete from Ixodes ricinus ticks of Switzerland. Curr Microbiol 1983; 8: 123–6.
9. BARBOUR AG. Immunochemical analysis of Lyme disease spirochetes. Yale J Biol Med 1984; 57: 581–6.
10. BARBOUR AG. Isolation and cultivation of Lyme disease spirochetes. Yale J Biol Med 1984; 57: 521–5.
11. BARBOUR AG. Cultivation of Borreliae: A historical overview. Zbl Bakt Hyg A 1986; 263: 11–4.

12. BERGER BW, KAPLAN MH, ROTHENBERG IR, BARBOUR AG. Isolation and characterization of the Lyme disease spirochete from the skin of patients with erythema chronicum migrans. J Am Acad Derm 1985; 13: 444–9.

13. BERGER WB, JOHNSON RC, KODNER C, COLEMAN L. Cultivation of Borrelia burgdorferi from Erythema migrans lesions and perilesional skin. J Clin Microbiol 1992; 30: 359–61.

14. BERGER BW, JOHNSON RC, KODNER C, COLEMAN L. Cultivation of Borrelia burgdorferi from Erythema migrans lesions and perilesional skin. Vth International Conference on Lyme Borreliosis: Program and Abstracts Book. 1992; A 4.

15. BERGSTRÖM S, SJÖSTEDT A, DOTEVALL L, KAIJSER B, EKSTRAND-HAMMAR-STRÖM B, WALLBERG C, SKOGMAN G, BARBOUR AG. Diagnosis of Lyme borreliosis by an enzyme immunoassay detecting immunoglobulin G reactive to purified Borrelia burgdorferi cell components. Eur J Clin Microbiol Infect Dis 1991; 10: 422–7.

16. BURMESTER GR. Hit and Run or Permanent Hit? – Is There Evidence for a Microbiological Cause of Rheumatoid Arthritis. J Rheumatol 1991; 18: 1443–7.

17. COLLINS C, PELTZ G. Immunoreactive epitopes on an expressed recombinant flagellar protein of Borrelia burgdorferi. Infect Immun 1991; 59: 514–20.

18. DATTWYLER RJ, HALPERIN JJ, PASS H, LUFT BJ. Ceftriaxone as effective therapy in refractory Lyme disease. J Infect Dis 1987; 155: 1322–5.

19. DATTWYLER RJ, HALPERIN JJ, VOLKMAN DJ, LUFT BJ. Treatment of late Lyme Borreliosis – randomised comparison of ceftriaxone and penicillin. Lancet 1988: 1191–4.

20. DATTWYLER RJ, VOLKMAN DJ, LUFT BJ, HALPERIN JJ, THOMAS J, GOLIGHTLY MG. Seronegative Lyme disease. Dissociation of specific T- and B-lymphocyte responses to Borrelia burgdorferi. N Engl J Med 1988; 319: 1441–6.

21. DATTWYLER RJ, VOLKMAN DJ, LUFT BJ, HALPERIN JJ, THOMAS J, GOLIGHTLY M. Seronegative Lyme disease. N Engl J Med. 1989: 1280.

22. DURAY P, ZHANG L, CHENG J, BAYER M, YEUNG A, BERGER B, ABERER E, WEBER K. Improved accuracy of identifying and implicating Lyme infection in skin and soft tissue samples in humans. Vth International Conference on Lyme Borreliosis: Program and Abstracts Book. 1992; A 22.

23. FRATILA A, KREYSEL HW. Die Borrelia-burgdorferi-Infektion I. Aspekte der Grundlagenforschung, neue Ansätze für Diagnostik und Therapie. Hautarzt 1991; 42: 595–6.

24. GARBE C. Borreliosen der Haut – Fortschritte der Kenntnis seit der Entdeckung der Lyme-Krankheit. Hautarzt 1991; 42: 356–65.

25. GREENE RT, HIRSCH DA, ROTTMAN PL, GERIG TM. Interlaboratory comparison of titers of antibody to Borrelia burgdorferi and evaluation of a commercial assay using canine sera. J Clin Microbiol 1991; 29: 16–20.

26. HANSEN K, PII K, LEBECH A-M. Improved immunoglobulin M serodiagnosis in Lyme Borreliosis by using a μ-capture enzyme-linked immunosorbent assay with biotinylated Borrelia burgdorferi flagella. J Clin Microbiol 1991; 29: 166–73.

27. HARRIS NS, KALBAG G, LEUNG SS, SCOTT JS, MEIER K. Detection of Borrelia burgdorferi antigen in urine from Lyme disease patients. Vth International Conference on Lyme Borreliosis: Program and Abstracts Book. 1992; A 18.

28. HASSLER D, RIEDEL K, ZORN J, PREAC-MURSIC V. Pulsed high-dose cefotaxime therapy in refractory Lyme borreliosis. Lancet 1991; 338: 193.

29. HASSLER DR, MEYE TH, ARNDT R, KEESER D. Detection of Borrelia burgdorferi antigenes in the urine for the diagnosis of relapses after therapy of Lyme borreliosis. Vth International Conference on Lyme Borreliosis: Program and Abstracts Book. 1992; A 19.

30. HÄUPL TH, KRAUSE A, RITTIG M, SCHOERNER C, KALDEN JR, SIMON M, WALLICH R, BURMESTER GR. Persistence of Borrelia burgdorferi in chronic Lyme disease: altered immune regulation or evasion into immunologically privileged sites! Vth International Conference on Lyme Borreliosis: Program and Abstracts Book. 1992; A 26.

31. HEDBERG CW, OSTERHOLM MT, MACDONALD KL, WHITE KE. An interlaboratory study of antibody to Borrelia burgdorferi. J Infect Dis 1987; 155: 1325–7.

32. HERZER P, WILSKE B. Lyme arthritis in Germany. Zbl Bakt Hyg A 1986; 268: 274.

33. HIRSCH U, VON STEDINGK M, VON STEDINGK L-V, ASBRINK E, HOVMARK A. Intrasynovial production of antibodies to Borrelia burgdorferi measured by IgG capture ELISA in patients with Lyme Borreliosis. Vth International Conference on Lyme Borreliosis: Program and Abstracts Book. 1992; A 4.

34. JOHNSON RC, KODNER C, RUSSELL M. In vitro and in vivo susceptibility of the Lyme disease spirochete, Borrelia burgdorferi, to four antimicrobial agents. Antimicrob Agents Chemother 1987; 31: 164–7.

35. KARLSSON M. Western immunoblot and flagellum enzyme-linked immunosorbent assay for sero-diagnosis of Lyme Borreliosis. J Clin Microbiol 1990; 28: 2148–50.

36. KELLY R. Cultivation of Borrelia hermsii. Science 1971; 173: 443.

37. KLEIN J, STANEK G, BITTNER R, HORVAT R, HOLZINGER C, GLOGAR D. Lyme borreliosis as a cause of myocarditis and heart muscle disease. Eur Heart J 1991; 12 Suppl D: 73–5.

38. KRAMER MD, SCHAIBLE UE, WALLICH R, MOTER SE, PETZOLDT D, SIMON MM. Characterization of Borrelia burgdorferi associated antigens by monoclonal antibodies. Immunobiology 1990; 181: 357–66.

39. KRAMER MD, SIMON MM, SCHAIBLE UE, ZIMMER G, WALLICH R. Die Borrelia burgdorferi Infektion. I. Aspekte der Grundlagenforschung, neue Ansätze für Diagnostik und Therapie. Hautarzt 1990; 41: 648–57.

40. KRAMER MD, SIMON MM, SCHAIBLE UE, ZIMMER G, WALLICH R. Die Borrelia burgdorferi Infektion. II. Aspekte der Grundlagenforschung, neue Ansätze für Diagnostik und Therapie. Hautarzt 1991; 42: 63–71.

41. LANE RS, LENNETTE ET, MADIGAN JE. Interlaboratory and intralaboratory comparisons of indirect immunofluorescence assays for serodiagnosis of Lyme disease. J Clin Microbiol 1990; 28: 1774–9.

42. LAWTON NF, BATEMAN DE, GUY EC. Acute neuroborreliosis in a patient previously infected with borrelia-burgdorferi. Lancet 1989: 390.

43. LIEGNER KB, GARON C, DORWARD D. Lyme Borreliosis (LB) studied with the Rocky Mountain Laboratory (RML) antigen capture assay in urine. Vth International Conference on Lyme Borreliosis: Program and Abstracts Book. 1992; A 18.

44. MAGNARELLI LA, ANDERSON JF, BARBOUR AG. Enzyme-linked immunosorbent assays for Lyme disease: reactivity of subunits of Borrelia burgdorferi. J Infect Dis 1989; 159: 43–9.

45. MARCUS LC, STEERE AC, DURAY PH, ANDERSON AE, MAHONEY EB. Fatal pancarditis in a patient with coexistent Lyme disease and babesiosis: Demonstration of spirochetes in the heart. Ann Intern Med 1985; 103: 374–6.

46. MILLNER MM, MUELLEGGER RR. Neuroborreliosis in children: direct cultivation of Borrelia burgdorferi in CSF of seronegative cases. Vth International Conference on Lyme Borreliosis: Program and Abstracts Book. 1992; A 4.
47. MENSI N, WBB DR, TURCK CW, PELTZ GA. Characterization of Borrelia burgdorferi proteins reactive with antibodies in synovial fluid of a patient with Lyme arthritis. Infect Immun 1990; 58: 2404–7.
48. MOTER SE, KRAMER MD, SIMON MM, SCHAIBLE UE, KINZELBACH R, WALLICH R. The polymerase chain reaction (PCR) to detect gene sequences of Borrelia burgdorferi, the etiologic agent of Lyme disease. In: TOPICS PCR, ROLFS A, SCHUHMACHER HC, MARX P, ed. Berlin: Springer, 206–8.
49. MOTER SE, WALLICH R, SIMON MM, PETZOLDT D, KRAMER MD. Die Polymerase-Kettenreaktion zum Nachweis von Borrelia burgdorferi. Ärztl Lab 1991; 37: 88–94.
50. MOTER SE, WALLICH R, SIMON MM, KRAMER MD. Nachweis von B. burgdorferi DNS mit der Polymerase-Kettenreaktion (PCR) in läsionaler Haut von Erythema chronicum migrans und Acrodermatitis chronica atrophicans. Infection 1992; in press.
51. MURSIC VP, WILSKE B, SCHIERZ G, HOLMBURGER M, SUSS E. In vitro and in vivo susceptibility of Borrelia burgdorferi. Eur J Clin Microbiol 1987; 6: 424–6.
52. NADAL D, TAVERNA C, HITZIG WH. Immunoblot analysis of antibody binding to polypeptides of Borrelia-burgdorferi in children with different clinical manifestations of Lyme Disease. Pediat Res 1989; 26: 377–82.
53. PAVIA CS, BITTKER S, COOPER D. Culture positivity and serologic responses of patients with early Lyme disease. Vth International Conference on Lyme Borreliosis: Program and Abstracts Book 1992; A 20.
54. PFISTER HW, PREAC-MURSIC V, WILSKE B, SOERGEL F, SCHIELKE E, EIN-HÄUPL KM. Ceftriaxone versus cefotaxime for acute neurological manifestations in Lyme borreliosis: A prospective randomised study. 1989; abstract.
55. PFISTER HW, PREAC-MURSIC V, WILSKE B, EINHÄUPL KM, WEINBERGER K. Latent Lyme neuroborreliosis – Presence of Borrelia-burgdorferi in the cerebrospinal fluid without concurrent inflammatory signs. Neurology 1989; 39: 1118–20.
56. PFISTER HW, PREAC-MURSIC V, WILSKE B, SCHIELKE E, SÖRGEL F, EINHÄUPL KM. Randomized comparison of ceftriaxon and cefotaxime in Lyme neuroborreliosis. J Infect Dis 1991; 163: 311–8.
57. PHILIPSON A. Antibiotic treatment in Lyme borreliosis. Scand J Infect Dis 1991 Suppl. 77: 145–50.
58. PREAC-MURSIC V, SCHIERZ G, PFISTER HW, EINHÄUPL K, WILSKE B, WEBER K. Isolierung einer Spirochäte aus Liquor cerebrospinalis. Muench Med Wschr 1984; 126: 275–6.
59. PREAC-MURSIC V, WILSKE B, SCHIERZ G, PFISTER HW, EINHÄUPL K. Repeated isolation of spirochetes from the cerebrospinal fluid of a patient with meningoradiculitis Bannwarth. Eur J Clin Microbiol 1984; 3: 564–5.
60. PREAC-MURSIC V, WILSKE B, SCHIERZ G. European Borrelia burgdorferi isolated from humans and ticks: culture conditions and antibiotic sensitivities. Zbl Bakt Hyg A 1986; 263: 112–8.
61. RASIAH C, SCHILTZ E, REICHERT J, VOGT A. Purification and characterization of a tryptic peptide of Borrelia burgdorferi flagellin, which reduces cross-reactivity in immunoblots and ELISA. J Gen Microbiol 1992; 138: 147–54.

89

62. REZNICK JW, BRAUNSTEIN DB, WALSH RL, SMITH CR, WOLFSON PM, GIERKE LW, GORELKIN L, CHANDLER FW. Lyme carditis. Am J Med 1986; 81: 923–7.

63. SCHMIDLI J, HUNZIKER T, MOESLI P, SCHAAD UB. Cultivation of Borrelia burgdorferi from joint fluid three months after treatment of facial palsy due to Lyme borreliosis. J Infec Dis 1988; 158: 905–6.

64. SCHÖNBERG A, CAMEY C, KAHL O, WILSKE B, PREAC-MURSIC V, HOVIND-HOUGEN K. First isolation of Borrelia burgdorferi, the agent of Lyme borreliosis, from Ixodes ricinus (Acari: Ixodidae) in Berlin (West). Zbl Bakt Hyg A 1988; 268: 487–94.

65. SHANAFELT M-C, ANZOLA J, SODERBERG C, YSSEL H, TURCK CW, PELTZ G. Epitopes on the outer surface protein A of Borrelia burgdorferi recognized by antibodies and T cells of patients with Lyme disease. J Immunol 1992; 148: 218–24.

66. SPAIN DM, JOHANNSEN MW. Three cases of localized gummatous myocarditis. The American Journal of Cardiology 1941: 689–95.

67. STEERE AC, BRODEDRICK TF, MALAWISTA SE. Erythema chronicum migrans and Lyme arthritis: epidemiologic evidence for a tick vector. American Journal of Epidemiology 1978; 108: 312–21.

68. STEERE AC, HARDIN JA, RUDDY S, MUMMAW JG, MALAWISTA SE. Lyme arthritis: Correlation of serum and cryoglobulin IgM with activity and serum IgG with remission. Arthritis Rheum 1979; 22: 471–83.

69. STEERE AC, BATSFORD WP, WEINBERG M, ALEXANDER J, BERGER HJ, WOLFSON S, MALAWISTA SE. Lyme carditis: cardiac abnormalities of Lyme disease. Ann Intern Med 1980; 93: 8–16.

70. STEERE AC, GREEN J, SCHOEN RT. Successful parenteral penicillin therapy of established Lyme arthritis. N Engl J Med 1985; 312: 869–74.

71. STEERE AC. Clinical definitions and differential diagnosis of Lyme arthritis. Scand J Infect Dis 1991; Suppl. 77: 51–4.

72. STIERNSTEDT G, DATTWYLER R, DURAY PH, HANSEN K, JIROUS J, JOHNSON RC, KARLSSON M, PREAC-MURSIC V, SCHWAN TG. Diagnostic tests in Lyme borreliosis. Scand J Infect Dis 1991; Suppl. 77: 136–42.

73. STOENNER HA. Biology of Borrelia hermsii in Kelly medium. Appl Microbiol 1974; 28: 540–3.

74. STRELE F, PREAC-MURSIC V, RUZIC E, WILSKE B, CIMPERMAN J. Isolation of Borrelia burgdorferi from a skin lesion in a patient with Granuloma annulare. Infection 1991; 19: 351–2.

75. WALLICH R, MOTER SE, SIMON MM, EBNET K, HEIBERGER A, KRAMER MD. The Borrelia burgdorferi flagellum-associated 41 kDa antigen (»flagellin«): molecular cloning, expression and gene amplification. Infect Immun 1990; 58: 1711–9.

76. WEBER K, PREAC-MURSIC V, REIMERS CD. Spirochetes isolated from two patients with morphea. Infection 1988; 16: 25–6.

77. WILSKE B, SCHIERZ G, PREAC-MURSIC V, VON BUSCH K, KÜHBECK R, PFISTER HW, EINHÄUPL K. Intrathekal production of specific antibodies against Borellia burgdorferi in patients with lymphocytic meningoradiculitis (Bannwarth's syndrome). J Infect Dis 1986; 153: 304–13.

78. WILSKE B, PREAC-MURSIC V, SCHIERZ G, KÜHBECK R, BARBOUR G, KRAMER MD. Antigenic variability of Borrelia burgdorferi. Ann NY Acad Sci 1988; 539: 126–43.

79. WILSKE B, BADER L, PFISTER HW, PREAC-MURSIC V. Diagnostik der Lyme Neuroborreliosis. Nachweis der intrathekalen Antikörperbindung. Fortschr Med 1991; 109: 441–6.

80. WRETLIND B, JOHNSON RC, HANSEN K, PREAC-MURSIC V. Antibiotic susceptibility of Borrelia burgdorferi in vitro and in animal models. Scand J Infect Dis 1991; Suppl. 77: 143–4.

81. YSSEL H, SHANAFELT MC, SODERBERG C, SCHNEIDER PV, ANZOLA J, PELTZ G. Borrelia burgdorferi activates a T helper type 1-like T cell subset in Lyme arthritis. J Exp Med 1991; 174: 593–601.

82. ZÖLLER L, BURKARD S, SCHÄFER H. Validity of western immunoblot band patterns in the serodiagnosis of Lyme Borreliosis. J Clin Microbiol 1991; 29: 171–82.

Die Lyme-Borreliose in der Differentialdiagnose von Hauterkrankungen

HEIDELORE HOFMANN

Die Lyme-Borreliose manifestiert sich am häufigsten an der Haut: im Frühstadium im Bereich des Zeckenstichs als Erythema migrans oder als Lymphadenosis benigna cutis, im Stadium der Disseminierung als multiple Erythemata und im Spätstadium als Acrodermatitis chronica atrophicans. Die Häufigkeit von Hautmanifestationen im Krankheitsspektrum der Borreliose im Patientengut verschiedener Untersucher ist in Abbildung 1 dargestellt. Die umfassendste Analyse seroepidemiologischer Daten stammt aus Dänemark (20). In Dänemark mit einer Bevölkerung von 5,1 Millionen Einwohnern werden alle serologischen Untersuchungen zentralisiert im Statens Seruminstitut in Kopenhagen durchgeführt. Von 14077 Einsendungen in den Jahren 1987/88 waren 672 seropositiv (4,7%). 410 dieser Patienten (61%) hatten ein der Borrelien-Infektion entsprechendes Krank-

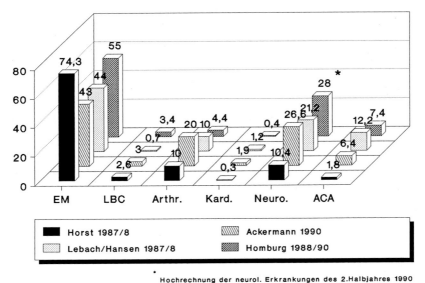

Abbildung 1. Krankheitsspektrum der Borreliose.

heitsbild. Die Häufigkeit der Hautmanifestationen ist vergleichbar zu unseren Homburger Ergebnissen (16): Das Erythema migrans (EM) war bei der Homburger Untersuchung an 503 Patienten mit Lyme-Borreliose mit 55%, in Dänemark mit 44% am häufigsten. Die Lymphadenosis benigna cutis (LBC) war mit 0,7–3,4% am seltensten. Die Spätmanifestation der Borreliose an der Haut – die Acrodermatitis chronica atrophicans (ACA) – wurde bei uns bei 7,4%, in Dänemark bei 12,2% der Borreliose-Patienten diagnostiziert. Andere Analysen von ACKERMANN aus Köln, dessen Krankengut aus ganz Deutschland kommt, zeigen eine ähnliche Verteilung (43% EM, 3% LBC, 6,4% ACA) (1). Lediglich die Untersuchungen von HORST aus Niedersachsen zeigen eine davon abweichende Verteilung mit 74% EM- und 1,6% ACA-Patienten (18).

In den letzten Jahren wurden unsere Kenntnisse des Krankheitsspektrums erweitert durch die Anzucht von *B. burgdorferi* aus atypischen Formen des Erythema migrans (4), in Einzelfällen aus der nodulären Panniculitis (12), Atrophodermia Pasini et Pierini (14) und Morphäa (2, 24). Nicht absolut beweisend für die Borrelien-Ätiologie sind die Zusammenhänge bei Hautveränderungen mit erhöhter Borrelien-Serologie, die unter antibiotischer Therapie abheilen. Es wurden pigmentierte urticarielle Erytheme (21), lichenoide Papulose mit diffusen Erythemen, Dermatomyositis-artige Krankheitsbilder (8), Anetodermie (22) sowie disseminierte Lymphozytome (7) beschrieben.

Auch das Erscheinungsbild der Acrodermatitis vom stark entzündlichen Stadium bis zur vollständigen Atrophie ist vielfältiger als bisher geglaubt, so daß bei einer Vielzahl von Hauterkrankungen heute die Lyme-Borreliose in die Differentialdiagnose einbezogen werden muß.

Da die Lyme-Borreliose im Spätstadium trotz hochdosierter Antibiotikatherapie bei einem Teil der Patienten nicht mehr vollständig ausheilt, ist die Erkennung und Behandlung der frühen Hautmanifestationen von allergrößter Bedeutung.

Erythema migrans

Typische Formen des Erythema migrans, wie in Abb. 2a und b gezeigt, sind leicht zu erkennen: Nach einem erscheinungsfreien Intervall von einem Tag bis zu mehreren Wochen (!) tritt im Zeckenstichbereich ein Erythem auf, das zunächst homogen ist, dann randbetont wird und sich über Tage, Wochen, Monate zentrifugal ausbreitet (»Crescendoreaktion«). Meist blaßt

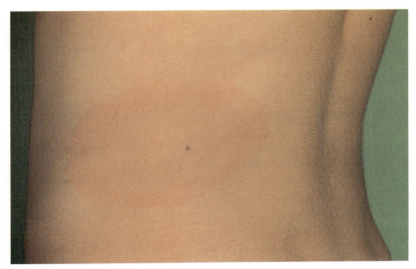

Abbildung 2a. Typisches Erythema migrans an der Flanke. Seit 2 Wochen beobachtet der Junge die zunehmende Ausbreitung der Rötung. Vor 4 Wochen Zecke entfernt. Keine Zeckenstichreaktion.

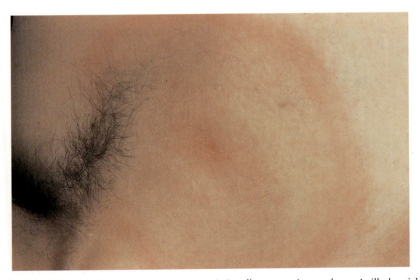

Abbildung 2b. Typisches Erythema migrans mit Randbetonung im vorderen Axillarbereich. Im Zentrum ist die Zeckenstichreaktion deutlich zu sehen.

das Zentrum ab, der Zeckenstich bleibt dabei livide verfärbt und infiltriert sichtbar (Abb. 2 b). Die Hautoberfläche ist unverändert glatt. Das Erythema migrans kann unbehandelt verschwinden, obwohl die Borrelien in der Haut persistieren! (4)

Differentialdiagnose des frühen Erythema migrans

Wie nach jedem Insektenstich kommt es beim Zeckenstich durch die Injektion von Sekreten in die Haut zu einer Entzündungsreaktion, die individuell unterschiedlich stark ausfällt (Abb. 3 a). Da der Patient häufig nicht weiß, welches Tier die Stichreaktion ausgelöst hat, kommen auch hyperergische persistierende und urticarielle randbetonte Insektenstichreaktionen differentialdiagnostisch in Betracht (Abb. 3 b). Sie sind dadurch zu unterscheiden, daß die Reaktion innerhalb von Minuten bis Stunden nach dem Stich auftritt und dann langsam über Tage wieder abklingt (Decrescendoreaktion).

Beide Reaktionen verursachen starken Juckreiz, während das Erythema migrans meist symptomlos ist. Gelegentlich geben Patienten leichtes Brennen, Jucken und Hitzegefühl an.

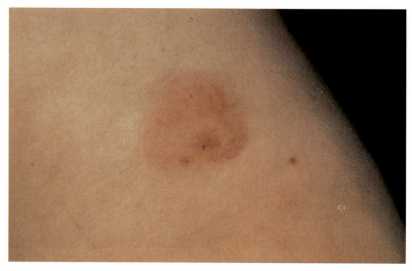

Abbildung 3 a. Persistierende hämorrhagische Zeckenstichreaktion.

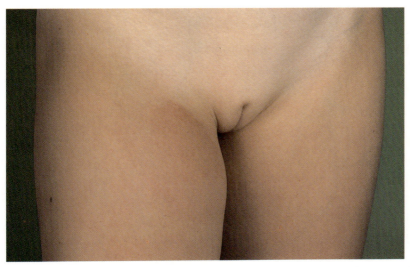

Abbildung 3 b. Hyperergische persistierende Insektenstichreaktion, randständig urticariell, starker Juckreiz.

Variabilität des Erythema migrans

Von der erfolgreichen Anzucht von *Borrelia burgdorferi* aus Hautbiopsien und dem Nachweis von Borrelienantikörpern im Serum bei »atypischen« Formen haben wir gelernt, daß das klinische Spektrum des Erythema migrans breiter ist als ursprünglich gedacht. So kann das initiale Erythema migrans irregulär begrenzt und sogar vesikulös sein (Abb. 4). Differentialdiagnostisch kommt eine Insektenstichreaktion in Betracht. Es kann stark gerötet sein und muß nicht an Größe zunehmen (Abb. 5 a, b, c). Differentialdiagnostisch ist ein beginnendes Erysipel, ein fixes toxisches Arzneimittelexanthem und ein Erythema nodosum abzugrenzen.

Ein länger bestehendes Erythema chronicum migrans kann fleckig-retikulär sein (Abb. 6) und sich über weite Teile des Körpers mit mehr oder weniger Entzündungsreaktion ausbreiten. Der rote Rand kann so blaß sein, daß er nur bei Erwärmung der Haut z. B. durch Sonne, Dusche oder Sauna sichtbar wird (Abb. 7). Gelegentlich führt der Hinweis des Patienten auf diesen »roten Ring oder Fleck nach dem Duschen« zu der Fehldiagnose einer rezidivierenden Wärmeurticaria. Ein länger bestehendes Erythema

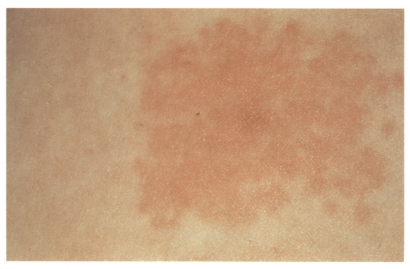

Abbildung 4. Initiales atypisches Erythema migrans mit zentraler Bläschenbildung 2 Tage nach Zeckenstich. Zunächst als Insektenstichreaktion diagnostiziert. Die Patientin wurde erst behandelt, als sie bei der serologischen Kontrolle nach 6 Wochen borrelienspezifische IgG- und IgM-Antikörper entwickelte.

migrans kann auch im Zentrum leicht schuppen (Abb. 8) oder lividrot homogen erscheinen (Abb. 9). Es kann dann als Erythrasma und als Mykose verkannt werden. Die Mykose ist aber klar abzugrenzen, da die Dermatophyten stets eine epidermale Reaktion mit randbetonter Schuppung auslösen.

Patienten mit Erythema migrans geben häufig erst auf Befragen »grippeähnliche« Symptome an: Kopfschmerzen, leichtes Fieber, Gelenk- und Muskelschmerzen. Die regionalen Lymphknoten können angeschwollen sein. Stark ausgeprägte Symptomatik, insbesondere Kopfschmerzen weisen auf eine frühe Meningitis hin.

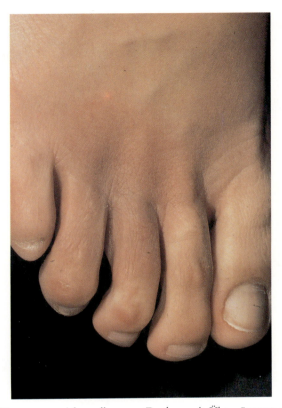

Abbildung 5a. Homogenes, nichtrandbetontes Erythem mit Überwärmung am Vorfuß nach Zeckenstich. Differentialdiagnose: beginnendes Erysipel.

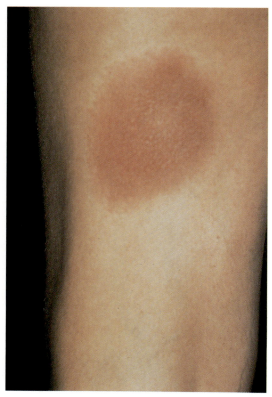

Abbildung 5b. Düsterrotes, nichtwanderndes Erythem am Oberschenkel seit einigen Wochen. Borrelien-Serologie positiv; Abheilung unter Doxycyclin. Differentialdiagnose: fixes toxisches Arzneimittelexanthem.

Abbildung 5c. Seit Monaten bestehendes, bräunlich-rötliches, unscharf begrenztes Infiltrat ▶ am Schienbein, histologisch mit Erythema migrans vereinbar, Gelenkbeschwerden, Borrelien-Serologie positiv; Abheilung unter Doxycyclin. Differentialdiagnose: Erythema nodosum.

Abbildung 6. Fleckig-retikuläres Erythema migrans mit zentral noch sichtbarer Zeckenstich-reaktion.

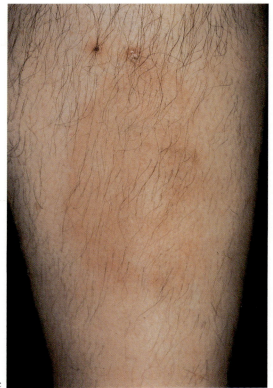

Abb. 5 c

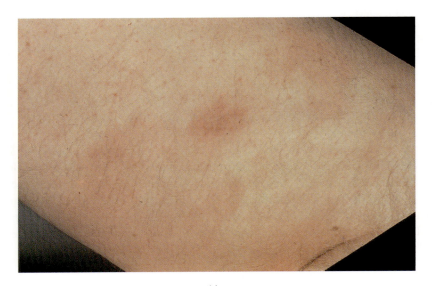

Abb. 6

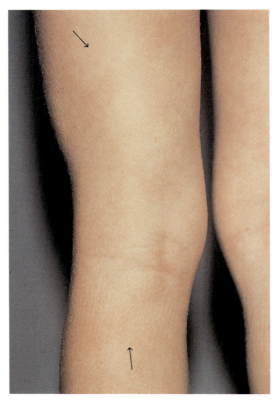

Abbildung 7. Kaum sichtbarer erythematöser Rand (Pfeilmarkierung) am Ober- und Unterschenkel. Unter Erwärmung wird das Erythema migrans deutlich sichtbar. Borrelien-Serologie positiv; Abheilung nach Doxycyclin.

Humorale Immunantwort im Frühstadium

Im Frühstadium sind noch nicht regelmäßig borrelienspezifische IgG-und auch nicht immer IgM-Antikörper nachweisbar (Tab. 1, s. S. 109). Bei unseren serologischen Untersuchungen mit verschiedenen Testverfahren und Testantigenen fanden wir mit Immunfluoreszenztests und Sonikat-ELISAs nur in 10–30% erhöhte Borrelien-Antikörper (13, 15). Mit einem ELISA, bei dem gereinigte Flagellen von *B. burgdorferi* als Testantigen

102

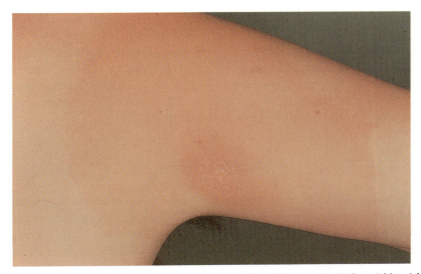

Abbildung 8. Homogenes Erythema migrans mit zentraler Schuppung im Zeckenstichbereich. Fehldiagnose: Primärmedaillon bei Pityriasis rosea.

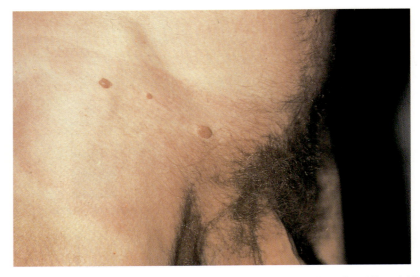

Abbildung 9. Lividrotes homogenes Erythema migrans im Inguinalbereich. Differentialdiagnose. Erythrasma und Tinea inguinalis.

verwendet werden, konnten wir bei 43% der Patienten mit Erythema
migrans (<4 Wochen) und bei 62% der Patienten mit Erythema chronicum
migrans (>4 Wochen) erhöhte IgG- und/oder IgM-Antikörper serologisch
nachweisen (Abb. 10). Demnach ist der Nachweis von Anti-Flagellum-
Antikörpern derzeit für die serologische Frühdiagnostik am besten geeignet
(10, 13, 16, 18). Kreuzreaktionen spielen nach unseren Untersuchungen an
gesunden Kontrollpersonen keine relevante Rolle (16).

Multiple Erytheme

Sie treten im Stadium der Bakteriämie auf. Die Erytheme sind asymme-
trisch verteilt, von unterschiedlicher Größe, meist homogen rötlich, auch
anulär oder urtikariell, scharf oder unscharf begrenzt (Abb. 11). In Europa
werden sie seltener beobachtet als in den USA. Da diese multiplen
Erytheme häufig in Zusammenhang mit allgemeinem Krankheitsgefühl
auftreten, werden sie als Urticaria, Erythema anulare centrifugum, Sweet
Syndrom oder Erythema nodosum (Abb. 12) fehldiagnostiziert.
Die Diagnose des Erythema migrans ist nicht immer einfach. Man kann
davon ausgehen, daß es bisher »unterdiagnostiziert« wurde. Vor allem bei
geringer Entzündungsreaktion wird die Primärinfektion an der Haut häufig

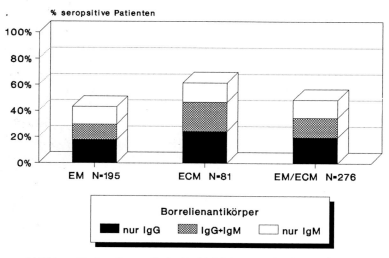

Abbildung 10. Serodiagnostik der Frühinfektion mit Flagellum ELISA III.

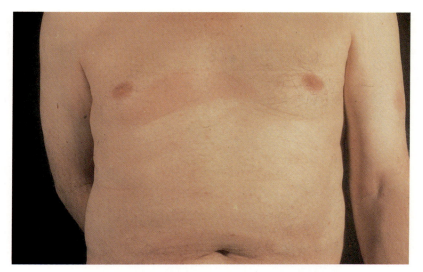

Abbildung 11. Multiple Erytheme bei disseminierter Borreliose mit Abducensparese.

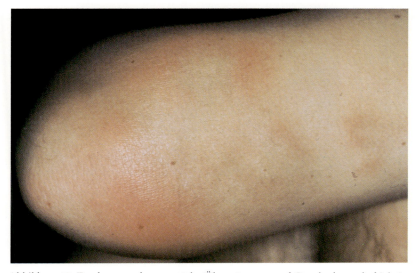

Abbildung 12. Erythema nodosum, starke Überwärmung und Druckschmerzhaftigkeit.

übersehen. Mit der zunehmenden Aufklärung von Patienten und Ärzten über die Gefahren der Lyme-Borreliose werden Zeckenstichreaktionen vermehrt beachtet. Allerdings werden inzwischen vor allem von Nicht-dermatologen anuläre Hauterytheme als Erythema migrans überdiagnostiziert. Am häufigsten geschieht dies bei der hyperergischen Insektenstichreaktion und beim Granuloma anulare (Abb. 13). Das Granuloma anulare ist histologisch leicht abzugrenzen.

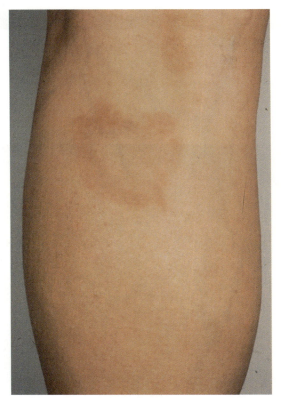

Abbildung 13. Granuloma anulare.

106

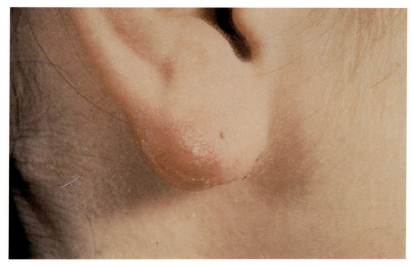

Abbildung 14a. Umschriebenes Borrelien-Lymphozytom am Ohrläppchen mit präaurikulärer Lymphknotenschwellung.

Das Borrelien-Lymphozytom (Lymphadenosis benigna cutis)

Vor allem bei Kindern, bevorzugt am Ohrläppchen (Abb. 14a und b) und an der Mamille (Abb. 15), kommt es im Bereich des Zeckenstichs zu einer blauroten umschriebenen Schwellung. Es handelt sich um ein Lymphozytom aus überwiegend B-Lymphozyten, auch T-Lymphozyten, Plasmazellen und Makrophagen. Das Intervall zwischen der Inokulation der Borrelien und der Hautreaktion kann Wochen bis Monate betragen. Es sind auch disseminierte Lymphozytome beschrieben worden (7). Diese besondere Hautreaktion kann auch bei Erwachsenen auftreten. Meist erscheinen sie im späten Frühstadium. Im Serum sind stets erhöhte Borrelien-Antikörper nachweisbar. Es wurden aber auch in späteren Stadien Lymphozytome beschrieben. Wir haben ein Lymphozytom im Zusammenhang mit einer Acrodermatitis beobachtet (Abb. 16).

Differentialdiagnostisch kommen eine Lymphocytic Infiltration Jessner-Kanov, das Granuloma faciale, eine Sarkoidose, Lues II und III in Frage, am Rande vielleicht auch noch das kutane Mastozytom. Der 13jährige Junge mit dem Lymphozytom der Mamille (Abb. 15) kam mit der Diagnose

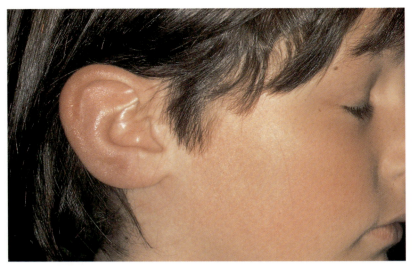

Abbildung 14b. Borrelien-Lymphozytom der gesamten rechten Ohrmuschel bei einem 9jährigen Mädchen.

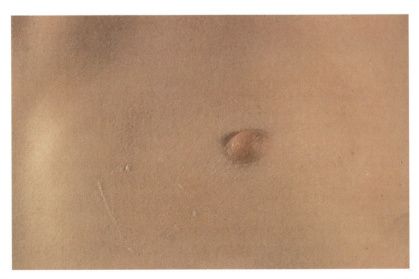

Abbildung 15. Borrelien-Lymphozytom an der linken Mamille bei einem 13jährigen Knaben. Fehldiagnose: einseitige präpubertäre Gynäkomastie.

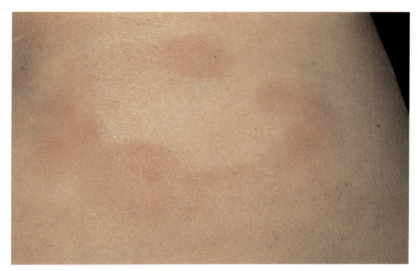

Abbildung 16. Lymphadenosis benigna cutis am Gesäß rechts bei einem Patienten mit einer
Acrodermatitis chronica atrophicans am rechten Unterschenkel.

präpubertäre Gynäkomastie zu uns. In seltenen Fällen können auch
maligne Lymphome auf dem Boden einer Acrodermatitis chronica atrophicans entstehen (Abb. 17) (9).

TABELLE 1. Serodiagnostik der Borrelien-Frühinfektion mit Flagellum-ELISA. Nachweis
von erhöhten IgG- und/oder IgM-Antikörpern bei 276 Patienten mit Erythema migrans/
Erythema chronicum migrans

Antikörper erhöht:		nur IgG N (%)	IgG und IGM N (%)	nur IgM N (%)	IgG und/oder IGM N (%)
EM N = 195	pos	35 (17,9)	23 (11,8)	26 (13,3)	84 (43,1)
	gw	15 (7,6)	0	6 (3,1)	21 (10,8)
ECM N = 81	pos	20 (24,5)	18 (22,2)	12 (14,8)	50 (61,7)
	gw	8 (9,9)	1 (1,2)	2 (2,4)	11 (13,5)
EM/ECM	pos	55 (19,9)	41 (14,8)	38 (13,8)	134 (48,5)
N = 276	gw	23 (8,3)	1 (0,3)	8 (2,9)	32 (11,6)

pos = positiv, gw = grenzwertig

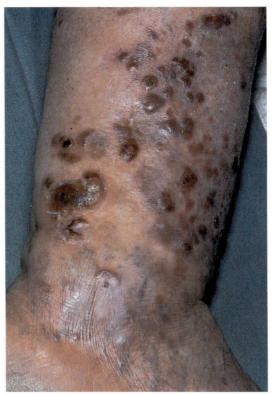

Abbildung 17. Malignes Lymphom auf einer Acrodermatitis chronica atrophicans am Unterschenkel (von M. Goos, Univ.-Hautklinik Heidelberg 1971).

Acrodermatitis chronica atrophicans im Spätstadium

Die Acrodermatitis chronica ist seit der eindrucksvollen Erstbeschreibung von BUCHWALD 1883 in Europa als von Zecken übertragene Erkrankung bekannt (5). Sie wurde bereits 1946 von Nanna SVARTZ erstmals erfolgreich mit Penicillin behandelt (23).

Durch Anzucht und serologischen Borrelien-Antikörpernachweis haben wir aber auch hier ein breiteres Spektrum von Spätmanifestationen an der Haut kennengelernt.

110

Für das akute Stadium der Acrodermatitis ist ein unterschiedlich starkes entzündliches Infiltrat mit oder ohne Ödem charakteristisch (Abb. 18a und b).

In der Folgezeit – über Jahre bis Jahrzehnte – kommt es dann zu einer Atrophie der Haut und des Bindegewebes mit unterschiedlich starker Fibrosierung (Abb. 19a, b, c). Häufig tritt die ACA über Gelenken auf (Abb. 20a und b). Über den Gelenken können auch derbe fibroide Knoten auftreten (Abb. 21a und b). Differentialdiagnostisch ist dabei an Rheuma- oder Gichtknoten zu denken.

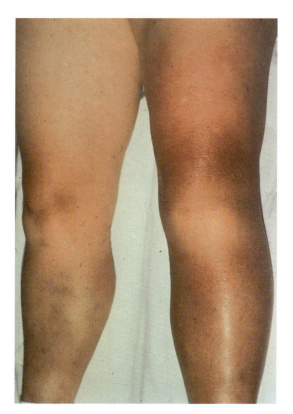

Abbildung 18a. Stark entzündliche ödematöse Form einer Acrodermatitis. Differentialdiagnose: chronisches Erysipel.

111

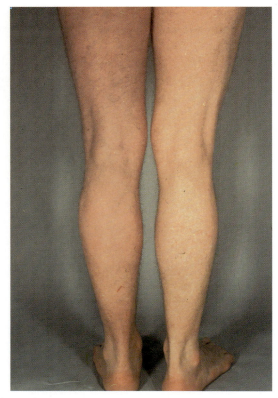

Abbildung 18b. Acrodermatitis des gesamten linken Beines ohne Atrophie.

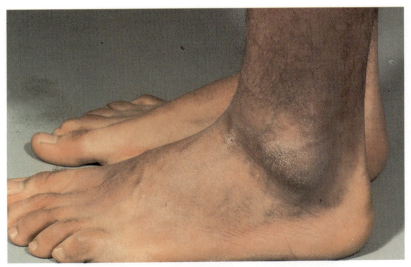

Abbildung 19a. Atrophie am linken Außenknöchel bei Acrodermatitis chronica atrophicans bei einem 27jährigen Mann. Differentialdiagnose: chronische venöse Insuffizienz.

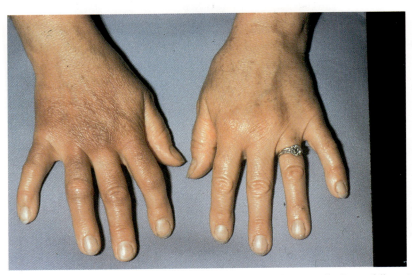

Abbildung 19b. Acrodermatitis chronica atrophicans der rechten Hand (»Bratapfelhaut«).

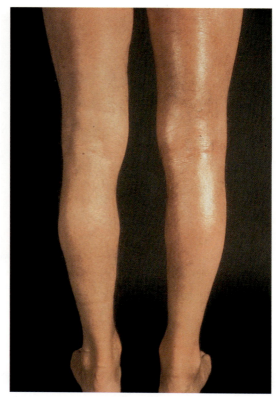

Abbildung 19c. Acrodermatitis chronica atrophicans mit brettharter Fibrosierung des gesamten rechten Beines.

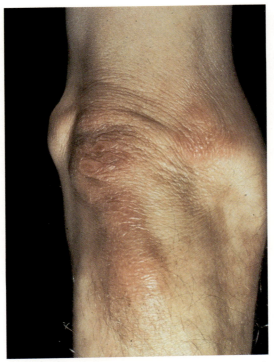

Abbildung 20a. Ulnarstreifen bei Acrodermatitis chronica atrophicans.

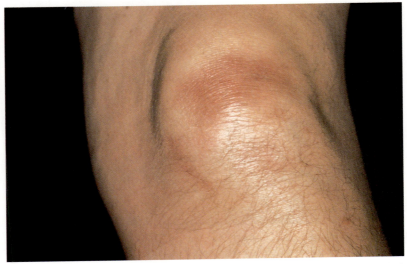

Abbildung 20b. Minimalvariante einer Acrodermatitis chronica atrophicans über dem linken Knie.

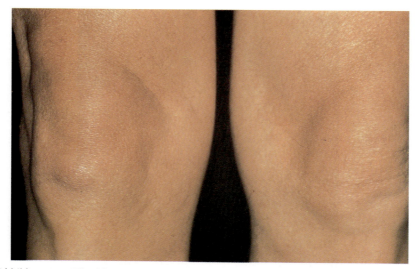

Abbildung 21a. Fibroider Knoten am rechten Knie. 1 Jahr vorher hatte der Patient an dieser Stelle ein Erythema migrans, das nicht behandelt wurde.

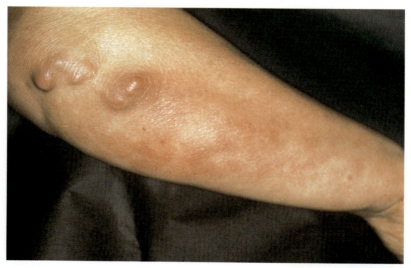

Abbildung 21b. Ausgedehnte fibroide Knoten am Ellenbogen bei Acrodermatitis am Unteram. Vollständige Abheilung nach Doxycyclin.

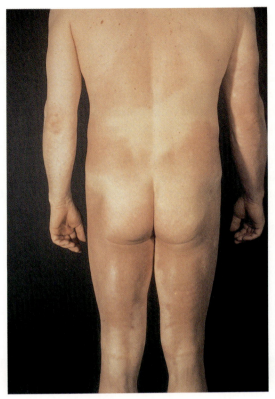

Abbildung 22. Disseminierte Acrodermatitis chronica atrophicans mit lederartiger Fibrosierung an beiden Beinen, Gesäß und Rücken.

Sowohl aus der Haut wie aus den Knoten konnten noch nach Jahren Borrelien angezüchtet werden (4). Im Gegensatz zum Erythema migrans heilt die ACA nicht spontan ab.

Ca. 40% der Patienten haben gleichzeitig eine periphere Neuropathie und Arthritis (19). Manche Patienten klagen auch über starke ziehende Schmerzen nachts, Leistungseinschränkung und Persönlichkeitsveränderungen.

Differentialdiagnose der Acrodermatitis

Die Acrodermatitis wird im Frühstadium meist als arterielle oder venöse Gefäßkrankheit, Pernionen oder Panniculitis, bzw. Erythema nodosum fehlinterpretiert. Die jüngeren Patienten sind angiologisch und phlebologisch bereits ausgiebig und erfolglos durchuntersucht.

Im atrophen Stadium wird trotz Einseitigkeit der Veränderungen häufig an Altersatrophie, Kälteschaden und Zirkulationsstörungen gedacht, z.B. Hautveränderungen bei chronischer venöser Insuffizienz. Die Acrodermatitis ist histologisch charakterisiert durch die plasmazellreiche, lymphozytäre perivaskuläre Entzündung und Atrophie der Haut, die alle Schichten betreffen kann. Im Serum sind die borrelienspezifischen IgG-Antikörper immer erhöht. Anzucht von Borrelien aus der atrophischen Haut ist auch nach Jahren noch möglich.

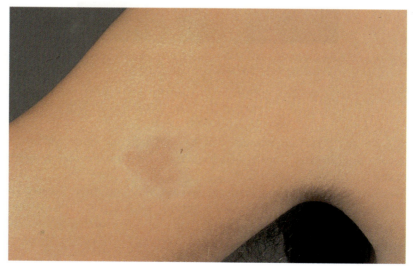

Abbildung 23. Morphäa im Bereich eines nicht behandelten, spontan abgeheilten Erythema migrans.

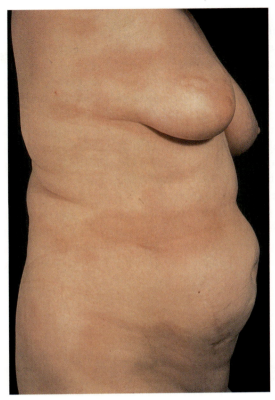

Abbildung 24. Atrophodermia Pasini et Pierini mit starken Arthralgien. Aus der Hautbiopsie in der Taille konnte *B. burgdorferi* angezüchtet werden.

Hautfibrosen durch Borrelia burgdorferi

Neben der Entzündungsreaktion können auch Fibrosierungen und Sklerosen der Haut durch *Borrelia burgdorferi* ausgelöst werden. Es ist nicht geklärt, ob die Bindegewebsreaktionen primär durch die Bakterienantigene ausgelöst werden oder sekundär durch die chronisch persistierende Entzündungsreaktion. Nur wenige Patienten entwickeln sklerodermieartige Reaktionen, meist im Zusammenhang mit der ACA. In unserem Krankengut hatten 15% der ACA-Patienten ausgedehnte Fibrosierungen (Abb. 19c und 22). Eine Patientin entwickelte eine umschriebene Sklerodermie im Bereich eines nichtbehandelten Erythema migrans (23).

119

Bei 2 von 8 Patienten mit einer Atrophodermia Pasini-Pierini und Arthritis konnten wir Borrelien aus der Haut anzüchten (14, 16). Die Gelenkbeschwerden besserten sich, die Hautveränderungen sprachen jedoch nicht auf Ceftriaxontherapie an (Abb. 24).

Es wird zur Zeit in der europäischen Literatur kontrovers diskutiert, wie häufig die zirkumskripte Sklerodermie (Morphäa) durch *Borrelia burgdorferi* ausgelöst wird (2, 6, 10, 22). Bei unseren Untersuchungen an 91 Patienten hatten je nach Spezifität des Testverfahrens zwischen 25% (im IFT) und 6,6% (im Flagellum-ELISA) der Patienten erhöhte Borrelien-Antikörper im Serum (16). Daraus folgt, daß die *B.-burgdorferi*-Infektion zu einer Hautfibrose führen kann, jedoch nur selten die Ursache für eine zirkumskripte Sklerodermie ist.

Die Haut ist Eintrittspforte und zugleich die erste immunologische Barriere für *B. burgdorferi*. Wenn es gelingt, die klinische und serologische Diagnostik der Hautreaktionen im Frühstadium zu verbessern, könnte durch rechtzeitige Therapie die Zahl der Spätmanifestationen vermindert werden.

Literatur

1. ACKERMANN R. Die klinischen Erscheinungen der tertiären Neuroborreliose. Vortrag, 2. Borrelien-Symposium Freiburg; 1991.
2. ABERER E, STANEK G, ERTL M, NEUMANN R. Evidence of Spirochetal origin of circumscribed Scleroderma (Morphea). Acta Derm Venereol 1987; 67: 225–30.
3. ASBRINK E. Erythema chronicum migrans Afzelius and Acrodermatitis chronica atrophicans – Early and late manifestations of Ixodes ricinus-borne Borrelia spirochetes. Acta Dermatol venereol 1985; Suppl 118: 1–63 Thesis.
4. BERGER BW, JOHNSON RC, KODNER C, COLEMAN I. Cultivation of Borrelia burgdorferi from Erythema migrans lesions and perilesional skin. V. Int. Conf. on Lyme Borreliosis, Arlington, 1992. Abstr. 18.
5. BUCHWALD A. Ein Fall von diffuser idiopathischer Hautatrophie. Arch Dermatol Syph 1883; 61: 255–300.
6. BÜCHNER SA. Morphaea – eine zeckenübertragene Borreliose der Haut? Ein Beitrag zur Pathogenese der zirkumskripten Sklerodermie. Zeitschr Haut 1989; 64: 661–9.
7. BÜCHNER SA, FLÜCKINGER B, RUFLI T. Infiltrative Lymphadenosis benigna cutis als Borreliose der Haut. Hautarzt 1988; 39: 77–81.
8. DETMAR U, MACIEJEWSKI W, LINK C, BREIT R, SIGL H, ROBL H, PREAC-MURSIC V. Ungewöhnliche Erscheinungsformen der Lyme-Borreliose. Hautarzt 1989; 40: 423–9.
9. GARBE C, STEIN H, GOLLNICK H, TRAUD W, ORFANOS CE. Kutanes B-Zell-Lymphom bei chronischer Borrelia-burgdorferi-Infektion. Hautarzt 1988; 39: 717–26.

10. HALKIER-SORENSEN L, KRAGBALLE K, HANSEN K. Antibodies to the Borrelia burgdorferi Flagellum in Patients with Scleroderma, Granuloma anulare and Porphyria cutanea tarda. Acta Derm Venereol 1989; 69: 116–9.

11. HANSEN K, HINDERSSON P, PEDERSEN NS. Measurement of antibodies to the Borrelia burgdorferi flagellum improves serodiagnosis in Lyme disease. J Clin Microbiol 1988; 26: 338–46.

12. HASSLER D, ZORN J, ZÖLLER L, NEUSS M, WEYAND C, GORONZY, BORN IA, PREAC-MURSIC V. Noduläre Panniculitis: eine Verlaufsform der Lyme-Borreliose? Hautarzt 1992; 43: 134–8.

13. HOFMANN H, MEYER-KÖNIG U. Serodiagnosis of dermatological manifestations of Borrelia burgdorferi infection – Improvement of sensitivity by purified Flagellum-ELISA. IV. Int. Conference on Lyme Borreliosis, Stockholm 1990. Abstractbook A, S 142.

14. HOFMANN H, MARTIN C, PREAC-MURSIC V. Atrophodermia Pasini-Pierini – Seronegative Borrelia burgdorferi Infection? IV. Int. Conference on Lyme Borreliosis, Stockholm, 1990. Abstractbook B, S 89.

15. HOFMANN H. Hauterkrankungen bei Borrelia-burgdorferi-Infektion. Therapiewoche 1991; 41: 1368–78.

16. HOFMANN H. Die Borrelia-burgdorferi-Infektion der Haut. Untersuchungen zum Krankheitsspektrum, zur Labordiagnostik und zur Epidemiologie im Saarland. Habilitationsschrift, Med. Fakultät der Univ. d. Saarlandes 1991.

17. HORST H. Incidence of Lyme Borreliosis in Middle-Europe. IV. Int. Conference on Lyme Borreliosis, Stockholm, 1990. Abstr. B, S 56.

18. KARLSSON M. Western immunoblot and flagellum enzyme-linked immunosorbent assay for serodiagnosis of Lyme borreliosis. J Clin Microbiol 1990; 28: 2148–50.

19. KRISTOFERITSCH W. Neuropathien bei Lyme-Borreliose. Berlin: Springer, 1989.

20. LEBECH AM, HANSEN K. Seroepidemiology of Lyme Borreliosis in Denmark 1987/88 IV. Int. Conference on Lyme Borreliosis, Stockholm, 1990. Abstr. B, S 79.

21. MERKLE T, LANDTHALER M, NEUBERT U. Pigmentierte urticarielle Erytheme mit schlaffer Atrophie als Ausdruck einer ungewöhnlichen Manifestation der Lyme-Borreliose. Hautarzt 1992; 43: 89–91.

22. RUFLI T, LEHNER S, AESCHLIMANN A, CHAMOT E. Zum erweiterten Spektrum zeckenübertragener Spirochätosen. Hautarzt 1986; 37: 597–602.

23. SVARTZ N. Penicillinbehandling vid dermatitis atrophicans Herxheimer. Nord Med 1946; 32: 2783.

24. WEBER K, PREAC-MURSIC V, REIMERS CD. Spirochetes Isolated from Two Patients with Morphea. Infection 1988; 16: 29–30.

Aktuelle Entwicklungen auf dem Gebiet neurologischer Manifestationen der Lyme-Borreliose

H.-W. Pfister

Die Lyme-Neuroborreliose zählt zu den häufigsten behandelbaren Infektionskrankheiten der Neurologie. Wir haben in einem Zeitraum von 1984–1991 an der Neurologischen Klinik Großhadern über 250 Patienten mit einer Lyme-Neuroborreliose behandelt. Im gleichen Zeitraum haben wir nur bei 15 Patienten die Diagnose einer Frühsommermeningoencephalitis gestellt.

Die häufigste neurologische Manifestation der Lyme-Borreliose ist das Bannwarth-Syndrom. Dieses Krankheitsbild ist durch die klinische Trias radikuläre Schmerzen, entzündliches Liquor-Syndrom und periphere Paresen, insbesondere des N. facialis, gekennzeichnet. Bei 73% unserer Patienten mit einer Lyme-Neuroborreliose fanden sich die klinischen Charakteristika eines Bannwarth-Syndroms. Ferner können im Frühstadium der Erkrankung beobachtet werden: lymphozytäre Meningitiden, Encephalitiden und Myelitiden, seltener Plexusneuritis und Mononeuritis multiplex (14). Monate bis Jahre nach der Primärinfektion kann es zur Entwicklung neurologischer Spätmanifestationen (chronische Lyme-Neuroborreliose) kommen. Es konnten innerhalb der letzten Jahre folgende Krankheitsbilder im Zusammenhang mit einer chronischen Lyme-Borreliose beobachtet werden: chronisch progrediente Encephalitis oder Encephalomyelitis, zerebrale Vaskulitis, Myositis; chronische Polyneuropathie, isoliert oder in Kombination mit einer Acrodermatitis chronica atrophicans; chronische Lyme-Encephalopathie.

Differentialdiagnostische Probleme der Lyme-Neuroborreliose

Diagnostische Schwierigkeiten ergeben sich immer wieder in der Abgrenzung der seltenen chronischen Lyme-Encephalitis/Encephalomyelitis von der chronisch progredienten multiplen Sklerose. Wir haben in einem Zeitraum von 1984–1991 an der Neurologischen Klinik Großhadern bei 7 Patienten eine chronische Lyme-Encephalitis/Encephalomyelitis diagnostiziert. Die Dauer der neurologischen Symptome lag bei mehreren

Monaten bis zu 10 Jahren. Es fand sich ein weites neurologisches Spektrum mit verschiedenartigen Symptomen wie Tetraspastik, spastische Hemiparese, archi- und neocerebelläre Ataxie, depressives Syndrom und unspezifischen Allgemeinsymptomen wie Müdigkeit, Konzentrationsstörung, Kopfschmerzen, subfebrilen Temperaturen. Alle Patienten hatten ein entzündliches Liquorsyndrom mit einer lymphomonozytären Pleozytose (125/3 Zellen bis 1180/3 Zellen) und einer Erhöhung des Gesamteiweißwertes (61 mg/dl bis 430 mg/dl). Die Diagnose einer Lyme-Neuroborreliose wurde durch den Nachweis einer intrathekalen IgG-AK-Produktion gegen *Borrelia burgdorferi* (erhöhter Liquor-Serum-Index; [15]) gestellt. Alle Patienten wurden intravenös mit Antibiotika behandelt. Eine klinische Besserung der Symptomatik konnte bei allen Patienten dokumentiert werden; bei 2 Patienten kam es zu einer Restitutio ad integrum.

Da die klinische Symptomatik der chronischen Lyme-Neuroborreliose dem Krankheitsbild der chronisch-progredienten multiplen Sklerose ähneln kann, stellt sich die Frage, wie die beiden Krankheitsbilder unterschieden werden können. Wir haben daher innerhalb der letzten Jahre Unterscheidungskriterien zwischen der chronischen Lyme-Encephalitis/Encephalomyelitis und der multiplen Sklerose herausgearbeitet (Tabelle 1). Der Krankheitsverlauf bei der Lyme-Encephalitis/Encephalomyelitis ist typischerweise chronisch progredient. Ein schubförmiger Verlauf mit Remissionen spricht für die multiple Sklerose. Eine sichere Unterscheidung der Krankheitsbilder ist mit der Liquoruntersuchung möglich. Für die Diagnose der chronischen Lyme-Encephalitis wird der Nachweis einer intra-

TABELLE 1. Differenzierung chronische Lyme-Enzephalitis/multiple Sklerose

	chron. Lyme-Enzephalitis	multiple Sklerose
chronisch progredient	+	+
schubförmig (Remissionen)	(+)	+
Liquorpleozytose >100/3 Z.	+	(+)
Liquoreiweiß >100 mg/dl	+	(+)
oligoklonale IgG-Banden	+	+
intrathekale Borrelien-AK	+	−
MR: periventrikuläre Zonen erhöhter Signalintensität	+	+
Besserung auf Antibiotika	+	−

thekalen Antikörper-Produktion gegen *Borrelia burgdorferi* gefordert. Bei der multiplen Sklerose können keine Borrelien-spezifischen intrathekalen Antikörper gefunden werden. Ferner finden sich bei der chronischen Lyme-Encephalitis typischerweise Liquorzellzahlen über 100/3 und Liquor-Eiweißwerte über 100 mg/dl; derartig hohe Zellzahlen und Liquor-Eiweißwerte können bei der multiplen Sklerose nur in Ausnahmefällen beobachtet werden. Im Kernspintomogramm können bei beiden Krankheitsbildern periventrikulär Zonen erhöhter Signalintensität nachgewiesen werden; eine sichere Differenzierung ist somit mit der Kernspintomographie nicht möglich. Die klinische Besserung auf eine Antibiotikatherapie unterstützt die Diagnose einer chronischen Lyme-Encephalitis/Encephalomyelitis.

Es sollte jedoch der Anteil der unter der MS-Diagnose versteckten Lyme-Neuroborreliosen nicht zu hoch eingeschätzt werden. Es wurden mehrere Studien in der Literatur mitgeteilt, in denen Patienten mit der Diagnose einer multiplen Sklerose auf Antikörper gegen *Borrelia burgdorferi* untersucht wurden. Bei keinem der über 250 untersuchten MS-Patienten konnten intrathekale Antikörper gegen *Borrelia burgdorferi* nachgewiesen werden.

Von amerikanischen Autoren wurde das Krankheitsbild der chronischen Lyme-Encephalopathie beschrieben (4, 9). Es handelt sich hierbei um einen Symptomenkomplex, bestehend aus schneller körperlicher Ermüdbarkeit, Merkfähigkeits- und Konzentrationsstörungen, Kopfschmerzen, Schlafstörungen und Affektstörungen, der sich bei einem geringen Teil der Patienten Monate bis Jahre nach einem Erythema migrans oder Bannwarth-Syndrom entwickeln kann. Diagnostisch ergeben sich erhebliche Schwierigkeiten, da die Symptome unspezifisch sind und in der Regel keine entzündlichen Liquorveränderungen nachgewiesen werden können. Die Diagnose einer chronischen Lyme-Encephalopathie kann vermutet werden, wenn anamnestisch ein Erythema migrans oder Bannwarth-Syndrom bekannt ist, die oben angegebenen Symptome vorliegen und andere Ursachen ausgeschlossen sind. Die Pathogenese der chronischen Lyme-Encephalopathie ist bislang völlig unklar. Von amerikanischen Autoren wurde berichtet, daß sich etwa $2/3$ der Patienten unter einer intravenösen Cephalosporintherapie bessern (9).

Diagnostische Schwierigkeiten ergeben sich auch bei der chronischen Lyme-Polyneuropathie, wenn das Krankheitsbild isoliert, ohne begleitende Acrodermatitis chronica atrophicans auftritt (3, 6, 8). Auch bei der chronischen Lyme-Polyneuropathie finden sich keine entzündlichen

Liquorveränderungen. Die Verdachtsdiagnose ergibt sich aus der Konstellation eines vorausgegangenen Erythema migrans oder Bannwarth-Syndroms, erhöhten Antikörper-Titern gegen *Borrelia burgdorferi* im Serum oder Liquor, dem elektrodiagnostischen Nachweis einer primär axonalen Polyneuropathie und dem Ausschluß anderer möglicher Ursachen für das vorliegende Polyneuropathie-Syndrom.

Wir müssen allerdings davon ausgehen, daß es auch Verlaufsformen einer Lyme-Neuroborreliose ohne entzündliche Liquorveränderungen gibt (12). Dies belegen unsere Beobachtungen bei mittlerweile 8 Patienten mit einer Neuroborreliose, bei denen *Borrelia burgdorferi* kulturell aus dem Liquor nachgewiesen werden konnte ohne daß sich eine entzündliche Liquorpleozytose fand (die kulturellen Untersuchungen wurden von Frau Dr. PREAC-MURSIC vom Max-Pettenkofer-Institut in München durchgeführt). Diese Beobachtungen zeigen, daß eine Invasion des Liquorraumes mit *Borrelia burgdorferi* ohne gleichzeitige meningeale entzündliche Reaktionen möglich ist. Bei 3 Patienten wurde die Liquorpunktion innerhalb weniger Wochen nach bekanntem Zeckenstich durchgeführt. Bei diesen Patienten konnten keine Antikörper gegen *Borrelia burgdorferi* im Serum und Liquor nachgewiesen werden. Es ist zu vermuten, daß die Liquorpunktion bei diesen Patienten zu einem Zeitpunkt durchgeführt wurde, an dem bereits die Erregerinvasion des Liquorraumes erfolgt ist, jedoch noch keine entzündliche Reaktion und auch keine Antikörperproduktion in Gang gekommen ist.

Therapie

In der Therapie der Lyme-Neuroborreliose wird heutzutage überwiegend den Cephalosporinen (Ceftriaxon und Cefotaxim) der Vorzug gegeben. In der Tabelle 2 sind wichtige kontrollierte Studien zusammengefaßt, in denen die Wirkung der Cephalosporine bei der Lyme-Borreliose untersucht wurde. Bei der akuten Neuroborreliose (Stadium II) konnte kein Unterschied zwischen den Cephalosporinen und Penicillin G nachgewiesen werden (10, 12); auch war die tägliche Einmalgabe von 2 g Ceftriaxon genauso wirksam wie die 3malige Gabe von 2 g Cefotaxim (13). In 2 kontrollierten Therapiestudien, in denen Patienten mit Spätmanifestationen der Lyme-Borreliose untersucht wurden, wurde ein Vorteil der Cephalosporine gegenüber Penicillin G mitgeteilt (1, 5). Allerdings wurden beide Studien immer wieder in mehreren Punkten kritisiert. Beispielsweise wurden in der »DATTWYLER-Studie« Patienten mit sehr heterogenen

TABELLE 2. Therapie der Lyme-Borreliose: kontrollierte Studien

Autor, Jahr	N	Stadium	Antibiotika	Ergebnis
DATTWYLER, 1988	23	3	CRO vs PEN G	CRO > PEN G
PFISTER, 1989	21	2	CTX vs PEN G	CTX = PEN G
HASSLER, 1990	135	3	CTX vs PEN G	CTX > PEN G
MULLEGGER, 1991	23	2	CRO vs PEN G	CRO = PEN G
PFISTER, 1991	33	2,3	CRO vs CTX	CRO = CTX

N, Anzahl der Patienten; PEN G, Penicillin G; CRO, Ceftriaxon; CTX, Cefotaxim

Diagnosen aufgenommen, Penicillin G nur 10 Tage verabreicht, dagegen Ceftriaxon über 14 Tage gegeben und Liquorveränderungen trotz neurologischer Symptome der Patienten nicht mitgeteilt. Wichtigster Kritikpunkt der »HASSLER-Studie« ist, daß bei einem Teil der Patienten, die in die Studie aufgenommen wurden, die Diagnose der Lyme-Borreliose nur vermutet und nicht belegt werden konnte. Insgesamt gibt es meines Erachtens keine klinische Studie, die die Überlegenheit von Cephalosporinen gegenüber Penicillin G beweist.

Wenngleich wir uns derzeit in der Behandlung der Neuroborreliose noch nicht sicher sind, müssen wir auf der Grundlage der bisher zur Verfügung stehenden Daten Entscheidungen treffen. Wir empfehlen derzeit eine Behandlung der Lyme-Neuroborreliose mit Ceftriaxon (1 × 2 g/die i. v.) oder Cefotaxim (3 × 2 g/die i. v.) über einen Zeitraum von 2–3 Wochen; bei Cephalosporinallergie kann Doxycyclin (200 mg/die p. o.) gegeben werden (2, 7).

Literatur

1. DATTWYLER RJ, HALPERIN JJ, VOLKMAN DJ, LUFT BJ. Treatment of late Lyme borreliosis – randomised comparison of ceftriaxone and penicillin. Lancet 1988; ii: 1191–4.
2. DOTEVALL L, ALESTIG K, HANNER P, NORKRANS G, HAGBERG L. The use of doxycycline in nervous system Borrelia burgdorferi infection. Scand Infect Dis 1988; Suppl 53: 74–9.
3. HALPERIN JJ, LITTLE BW, COYLE PK, DATTWYLER RJ. Lyme disease: cause of a treatable peripheral neuropathy. Neurology 1987; 37: 1700–6.
4. HALPERIN JJ, LUFT BJ, ANAND AK, ROQUE CT, ALVAREZ O, VOLKMAN DJ, DATTWYLER RJ. Lyme neuroborreliosis: Central nervous system manifestations. Neurology 1989; 39: 753–9.
5. HASSLER D, ZÖLLER L, HAUDE M, HUFNAGEL HD, HEINRICH F, SONNTAG HG. Cefotaxime versus penicillin in the late stage of Lyme disease – prospective, randomized therapeutic study. Infection 1990; 18: 16–20.

6. Hopf HC. Peripheral neuropathy in acrodermatitis chronica atrophicans (Herxheimer). J Neurol Neurosurg Psychiat 1975; 38: 452–8.

7. Kohlhepp W, Oschmann P, Mertens HG. Treatment of Lyme borreliosis. Randomized comparison of doxycycline and penicillin G. J Neurol 1989; 236: 464–9.

8. Kristoferitsch W, Sluga W, Graf M et al. Neuropathy associated with acrodermatitis chronica atrophicans: clinical and morphological features. Ann N York Acad Sci 1988; 539: 35–45.

9. Logigian EL, Kaplan RF, Steere AC. Chronic neurologic manifestations of Lyme disease. N Engl J Med 1990; 323: 1438–44.

10. Mullegger RR, Millner MM, Stanek G, Spork KD. Penicillin G sodium and ceftriaxone in the treatment of neuroborreliosis in children – a prospective study. Infection 1991; 19: 279–83.

11. Pfister H-W, Preac-Mursic V, Wilske B, Einhäupl KM, Weinberger K. Latent Lyme neuroborreliosis: Presence of Borrelia burgdorferi in the cerebrospinal fluid without concurrent inflammatory signs. Neurology 1989; 39: 1118–20.

12. Pfister H-W, Preac-Mursic V, Wilske B, Einhäupl KM. Cefotaxime versus Penicillin G for acute neurological manifestations in Lyme borreliosis: a prospective randomized study. Arch Neurol 1989; 46: 1190–3.

13. Pfister H-W, Preac-Mursic V, Wilske B, Schielke E, Sörgel F, Einhäupl KM. Randomized comparison of ceftriaxone and cefotaxime in Lyme-neuroborreliosis. J Infect Dis 1991; 163: 311–8.

14. Steere AC. Lyme disease. N Engl J Med 1989; 321: 586–96.

15. Wilske B, Schierz G, Preac-Mursic V et al. Intrathecal production of specific antibodies against Borrelia burgdorferi in patients with lymphocytic meningoradiculitis (Bannwarth's syndrome). J Infect Dis 1986; 153: 304–14.

Das sich erweiternde klinische Spektrum der Lyme-Borreliose aus internistisch-rheumatologischer Sicht

A. KRAUSE

Einleitung

Vor nunmehr 10 Jahren haben BURGDORFER et al. die Spirochäte *Borrelia burgdorferi* im Darm von Zecken entdeckt und erfolgreich in vitro kultiviert (1). Der Erreger der 1976 von A. C. STEERE et al. erstmals in ihren Zusammenhängen beschriebenen Lyme-Borreliose (2) war somit gefunden. Durch Erarbeitung der Kulturbedingungen von *B. burgdorferi* und die Verfügbarkeit des Antigens waren die Voraussetzungen für den direkten Erregernachweis und für serologische Untersuchungen geschaffen. In den folgenden Jahren wurden durch europäische und amerikanische Arbeitsgruppen die charakteristischen dermatologischen, neurologischen, ophthalmologischen und internistischen Manifestationen der Lyme-Borreliose bzw. der Zusammenhang bereits bekannter Erkrankungen mit der Lyme-Borreliose erkannt. Dabei konnte die ätiologische Bedeutung der *B.-burgdorferi*-Infektion jeweils durch epidemiologische und klinische Studien, direkten Erregernachweis und/oder eindeutige spezifische Antikörpertiterverläufe gesichert werden (Übersichten bei 3, 4). Mit verbesserter Kenntnis der Lyme-Borreliose, Verbreitung und Verfügbarkeit serologischer Tests und somit stark ansteigender Zahl serologischer Untersuchungen wurden aber auch zunehmend Einzelsymptome beschrieben, die lediglich aufgrund positiver IgG- oder IgM-Antikörpernachweise oder des zeitlichen Zusammenhanges mit spezifischen Symptomen der Lyme-Borreliose einer *B.-burgdorferi*-Infektion zugeschrieben wurden. Insbesondere auf internistisch-rheumatologischem und neurologischem Gebiet wurde für viele ätiologische ungeklärte Erkrankungen oder unspezifische Symptome eine Borrelien-Infektion als Ursache postuliert, so daß die Liste möglicher klinischer Erscheinungen der Lyme-Borreliose rasch länger wurde.

Durch die weiterhin bestehenden Probleme der Borreliose-Serologie (dargestellt im Beitrag von Dr. KRAMER) einerseits und die in Endemiegebieten hohe und offenbar in den letzten Jahren zunehmende Durchseuchung der Bevölkerung andererseits (5) stellt sich aber im Einzelfall die Frage nach dem kausalen Zusammenhang zwischen klinischer Symptomatik und positivem Antikörpertiter gegen *B. burgdorferi*. Bei fehlendem Erregernachweis muß jeweils die Möglichkeit eines zufälligen Zusammentreffens von Erkrankung und ätiologisch bedeutungsloser Antikörperproduktion erwogen werden, um Fehldiagnosen, evtl. mit bedeutenden therapeutischen Konsequenzen, zu vermeiden. Schließlich ist in der Bewertung entsprechender Berichte die Möglichkeit regionaler Unterschiede hinsichtlich Häufigkeit und Verlauf einzelner Manifestationen zu berücksichtigen.

Ziel dieser Arbeit soll es daher sein, anhand der Ergebnisse eigener Untersuchungen und Angaben aus der Literatur das Spektrum der gesicherten und klinisch bedeutendsten internistisch-rheumatologischen Manifestationen der Lyme-Borreliose zusammenzustellen. Die eigenen klinischen Studien wurden in der Medizinischen Klinik III (Leiter: Prof. Dr. J. R. Kalden), Arbeitsgruppe von Prof. Dr. G.-R. BURMESTER, sowie in der Medizinischen Poliklinik Marburg (Leiter: Prof. Dr. P. v. Wichert) durchgeführt. Daten und Krankheitsverläufe von insgesamt 50 Patienten, vorwiegend mit Spätmanifestationen der Lyme-Borreliose, wurden ausgewertet.

Frühstadien der Lyme-Borreliose

Aufgrund des zeitlichen Verlaufes und der unterschiedlichen klinischen Manifestationen wird die Lyme-Borreliose in drei Krankheitsstadien eingeteilt: Stadium 1 – lokale Infektion – Tage bis Wochen nach Erregerübertragung, Stadium 2 – disseminierte Infektion – nach Wochen bis Monaten und das chronische dritte Stadium, Monate bis Jahre nach Infektion. Die Stadien 1 und 2 werden auch als »frühe Infektion« oder Frühstadium zusammengefaßt und dem Spätstadium bzw. der »späten Infektion« gegenübergestellt (4) (Tabelle 1). Die Übergänge zwischen den Stadien sind fließend, und die Erkrankung kann sich im Stadium der disseminierten oder chronischen Infektion erstmalig klinisch manifestieren ohne daß Symptome des ersten bzw. zweiten Stadiums vorangegangen wären. Andererseits sind die Symptome der frühen Infektion häufig selbstlimitierend und die Erkrankung kann in diesem Stadium spontan ausheilen. Trotzdem hat sich die Stadieneinteilung hinsichtlich therapeutischer Konsequenzen, Prognose und Vergleichbarkeit klinischer Studien bewährt.

TABELLE 1: Stadien der Lyme-Borreliose. Klinische Manifestationen auf internistischem Gebiet

Stadium	Inkub.-Zeit	Bewegungsapparat	Herz/Gefäße	sonstige
I	Tage bis Wochen	»wandernde« Arthralgien Myalgien	keine	Krankheitsgefühl Fieber Lymphknoten-schwellungen
II	Wochen bis Monate	»wandernde« Arthritis Myositis	Karditis AV-Blockierungen Rhythmusstörungen Vaskulitis	Abgeschlagenheit Hepatitis Nephritis? LK-Schwellungen
III	Monate bis Jahre	chron. o. rezid. Arthritis Arthralgien Myositis, Bursitis Tenosynovitis Fibromyalgie-Syndrom?	dilatative Kardiomyopathie Vaskulitis	Abgeschlagenheit

Stadium 1: lokale Infektion, Stadium 2: disseminierte Infektion, zusammen auch »frühe« Infektion, Stadium 3: chronische oder »späte« Infektion

Epidemiologische Untersuchungen in Deutschland haben gezeigt, daß das Risiko, nach einem Stich durch eine borrelieninfizierte Zecke an einem Erythema migrans zu erkranken, weniger als 5% beträgt. Von diesen Patienten entwickeln ca. 15% Symptome des 2. Krankheitsstadiums, bei etwa 10% schreitet die Erkrankung bis zum chronischen Stadium fort. Nach einer anderen Studie wird der Infektionsindex mit 3 bis 8,5% für alle Krankheitsmanifestationen eingeschätzt (5).

Im Frühstadium der Lyme-Borreliose klagen die meisten Patienten über unspezifische Allgemeinsymptome einer Infektion mit Abgeschlagenheit, Fieber, evtl. Kopfschmerzen und es können sich lokale Lymphome entwickeln. Diese Symptomatik kann vor, während oder auch ohne Erythema migrans auftreten. Kommt es im weiteren Verlauf zur hämatogenen oder lymphogenen Aussaat von B. burgdorferi mit konsekutiver Besiedelung innerer Organe, geht die Erkrankung in das zweite Stadium über mit schwerem Krankheitsgefühl, Müdigkeit, Abgeschlagenheit und Fieber. In einem Teil der Fälle treten lokale oder auch generalisierte Lymphome und eine Splenomegalie auf, selten (<5%) wird eine Hepatitis beobachtet. Die in der Literatur selten beschriebenen Symptome von seiten des Gastrointestinaltraktes (Erbrechen, Oberbauchschmerzen, Diarrhöen) wurden von unseren Patienten bisher nicht geklagt. Abgesehen von den vereinzelten Berichten einer passageren Mikrohämaturie oder geringen Proteinurie gibt es keine Hinweise auf eine relevante Nierenbeteiligung bei der Lyme-Borreliose. Eine Pneumonie wird durch B. *burgdorferi* nicht verursacht.

Die größte Bedeutung von internistischer Seite haben die Manifestationen im Bereich des Bewegungsapparates und die Herzbeteiligung, die gemeinsam mit den zugehörigen Symptomen der chronischen Infektion nachfolgend in speziellen Kapiteln beschrieben werden (3, 4, 5).

Die Laborwertveränderungen bei der Lyme-Borreliose sind uncharakteristisch: geringe bis mäßige Entzündungszeichen, Leukozytose mit Linksverschiebung oder, nach unseren Erfahrungen, auch Leukopenien. Als Ausdruck der polyklonalen B-Lymphozytenaktivierung können vorübergehend niedrigtitrige Autoantikörper (Rheumafaktoren, antinukleäre Antikörper) und Kryoglobuline nachweisbar sein. Bei den meisten Patienten treten zirkulierende Immunkomplexe im Serum auf, die z. T. Borrelienproteine enthalten und möglicherweise durch Vermittlung einer Vaskulitis pathogenetische Bedeutung besitzen (s. u.) (6).

Die Prognose der frühen Lyme-Borreliose ist gut. In der Regel kann nach einer adäquaten antibiotischen Therapie mit einer Ausheilung der Erkrankung gerechnet werden.

TABELLE 2: Manifestationen der Lyme-Borreliose auf internistischem Gebiet

– Allgemeinsymptome:	subfebrile Temperaturen (Fieber)
	Müdigkeit, Krankheitsgefühl
	Lymphome
– Herz:	Lyme-Karditis (siehe Tabelle 4)
– Gefäße:	Vaskulitis (siehe Tabelle 3)
– Milz:	Splenomegalie
– Leber:	Hepatomegalie, Hepatitis
– Niere:	Nephritis?
– Gastrointestinaltrakt:	Oberbauchschmerzen, Diarrhöen?
– Bewegungsapparat:	Lyme-Arthritis (siehe Tabelle 5)

TABELLE 3: Vaskulitis bei der Lyme-Borreliose

- Histologischer Nachweis in Haut, Herz, Nerven und Synovialis (Krankheitsstadien II und III)
- Raynaud-Syndrom bei Lyme-Borreliose?
- Eigene Untersuchungen (vorläufige Ergebnisse):
  - kapillarmikroskopische Veränderungen (Büschelkapillaren, Mikroblutungen) bei 6/10 Patienten mit chronischer LB
  - histologischer Nachweis einer Vaskulitis in der Nagelfalzbiopsie bei bisher 3 dieser Patienten
- Pathogenese: Immunkomplexvaskulitis (CIC bei bis zu 80% der Patienten nachweisbar)? Autoantikörper? Direkte Schädigung im Bereich der Infektion?
- Bedeutung: Vermittlung nicht direkt infektiös bedingter Manifestationen (chronische Neuroborreliose, Arthritis, sklerosierende Hautveränderungen)?

Spätstadium der Lyme-Borreliose

Abgesehen von der Acrodermatitis chronica atrophicans und der seltenen chronischen Neuroborreliose wird das chronische Stadium der Lyme-Borreliose von rheumatologischen Symptomen bestimmt. Von internistischer Seite ist zudem die, ebenfalls seltene, Kardiomyopathie als Spätmanifestation der Borreliose von Bedeutung. Die Symptomatik wird auch in diesem Stadium häufig von Müdigkeit, Abgeschlagenheit und Krankheitsgefühl begleitet.

Wenig Beachtung wurde bisher der Vaskulitis bei der Lyme-Borreliose geschenkt. Insbesondere im Spätstadium konnten histologisch in Haut, Herz, Nerven und Synovialis mikroangiopathische und vaskulitische Veränderungen nachgewiesen werden (7, 8). Mehrere Kasuistiken lassen ischämische Ursachen der im Rahmen einer *B.-burgdorferi*-Infektion beobachteten Symptomatik vermuten, denen eine Vaskulitis zugrunde liegen könnte (9, 10). Weiterhin wurde über einen Borreliose-Patienten mit Raynaud-Syndrom berichtet (11). Wir begannen daraufhin eine Studie, in der Patienten mit chronischer Lyme-Borreliose intravitalmikroskopisch auf vaskulitische Veränderungen des Nagelfalzes untersucht wurden. Die bisher vorliegenden Ergebnisse zeigen bei 6 von 10 Patienten pathologische Veränderungen vorwiegend in Form von Büschelkapillaren oder Mikroblutungen, die auf eine Vaskulitis hinweisen. Bei drei Patienten wurden Nagelfalzbiopsien entnommen, in denen jeweils histologisch vaskulitische Veränderungen nachweisbar waren (12). Welche pathogenetischen Mecha-

133

nismen der Vaskulitis zugrunde liegen, ist derzeit noch unklar. Sekundäre Gefäßschädigungen im Bereich direkt infizierter und entzündeter Gewebe sind ebenso vorstellbar wie (auto-)immunologisch vermittelte Veränderungen. Da bei vielen Patienten mit disseminierten und chronischen Infektionen zirkulierende Immunkomplexe im Serum nachweisbar sind, ist insbesondere an die Möglichkeit einer Immunkomplexvaskulitis zu denken (Tabelle 3).

Weitere Untersuchungen zur Bestätigung dieser Ergebnisse und zur Frage der möglichen Ursache und Bedeutung einer Vaskulitis bei der Lyme-Borreliose werden derzeit durchgeführt.

Kardiale Manifestationen der Lyme-Borreliose

Mit einer Herzbeteiligung muß bei etwa 0,3–4% aller europäischen und ca. 4–10% aller nordamerikanischen Patienten mit Lyme-Borreliose gerechnet werden. Die Lyme-Karditis tritt vorwiegend im 2. Krankheitsstadium, im Mittel 4–8 Wochen nach Erkrankungsbeginn, auf und betrifft vorwiegend das Reizleitungssystem. Verschiedene Grade von AV-Blockierungen bis hin zum AV-Block 3° wie auch Rechts- und Linksschenkelblöcke sind beschrieben worden. Deutlich weniger häufig werden atriale

TABELLE 4: Herzbeteiligung bei der Lyme-Borreliose

– Häufigkeit:	ca. 0,3–4% (USA: –10%)
– Manifestationen:	AV-Blockierungen
	Rechts-/Linksschenkelblock
	Vorhofflimmern, Vorhoftachykardien
	ventrikuläre Extrasystolie
	Peri-/Myo-/Pankarditis
	Herzinsuffizienz
	dilatative Kardiomyopathie (DCMP)
– Histologie:	transmurale lymphoplasmazelluläre Infiltrate
	interstitielle Fibrose
	einzelne Nekrosen
	Vaskulitis intramyokardialer Gefäße
	fibrinöse Perikarditis
	vereinzelt Borrelien
– Pathogenese:	Infektion und sekundäre Immunreaktion?
– Prognose:	gutes Ansprechen auf antibiotische Therapie

und ventrikuläre Herzrhythmusstörungen in Form von Vorhoftachykardien, Vorhofflimmern, ektopen Vorhofrhythmen, ventrikulären Extrasystolien oder ventrikulären Tachykardien beobachtet. Darüber hinaus kann eine Infektion mit *B. burgdorferi* Entzündungen von Peri- und Myokard oder eine Pankarditis hervorrufen mit entsprechender klinischer Symptomatik. Histologisch ist die Lyme-Karditis durch transmurale lymphoplasmazelluläre Infiltrate, interstitielle Fibrosen, einzelne Nekrosen, Vaskulitis intramyokardialer Gefäße, fibrinöse Perikarditis und vereinzelt nachweisbare Borrelien gekennzeichnet (Tabelle 4). Die Prognose der kardialen Manifestationen im Stadium der frühen Infektion der Lyme-Borreliose ist günstig. Werden die Phasen evtl. lebensbedrohender Komplikationen (AV-Block, Rhythmusstörungen) durch entsprechende Maßnahmen überbrückt, heilt die Karditis meist folgenlos aus (8).

Dilatative Kardiomyopathie bei Lyme-Borreliose?

Schon Anfang der 80er Jahre haben STEERE et al. über Herzvergrößerung und linksventrikuläre Funktionsstörungen bei Lyme-Borreliose-Patienten berichtet (13). STANEK und Mitarbeiter haben dann 1990 *B. burgdorferi* in der Endomyokardbiopsie eines Patienten mit seit 4 Jahren bestehender dilatativer Kardiomyopathie (DCMP) mikroskopisch und kulturell nachgewiesen (14). GOODMAN et al. berichteten, daß 7 (8%) von 91 Patienten, die wegen einer Herzinsuffizienz zur Herztransplantation anstanden, signifikante Antikörpertiter gegen *B. burgdorferi* aufwiesen im Vergleich zu 2% eines Kontrollkollektivs (15). Wir selbst betreuen einen Waldarbeiter mit gesicherter Lyme-Borreliose in unserer Ambulanz, der im Krankheitsverlauf neben einer Exazerabation seiner Arthritis plötzlich eine Kardiomegalie und eine ventrikuläre Extrasystolie entwickelte. Diese Veränderungen bildeten sich nach erneuter antibiotischer Therapie wieder zurück. Insgesamt kann somit davon ausgegangen werden, daß die chronische Lyme-Karditis in seltenen Fällen zu einer DCMP führen kann. Größere Studien sind erforderlich, um die Bedeutung und Verlauf der DCMP bei der Lyme-Borreliose einschätzen zu können. Sicherlich sollte bei allen Patienten mit DCMP eine Borrelien-Serologie durchgeführt werden.

Rheumatologische Manifestationen der Lyme-Borreliose

Beschwerden im Bereich des Bewegungsapparates können im gesamten Krankheitsverlauf der Lyme-Borreliose auftreten (2, 3). Im Frühstadium berichten viele Patienten über rezidivierende, wandernde Myalgien und Arthralgien. Schon im Stadium der disseminierten Infektion können meist flüchtige und ebenfalls typischerweise wandernde Mon- oder Oligoarthritiden auftreten (17). Im chronischen Stadium stellt die Lyme-Arthritis die zentrale Krankheitsmanifestation dar. Sie verläuft meist in Form einer rezidivierenden Mon-, Oligo- oder (seltener) Polyarthritis mit bevorzugtem Befall von Knie-, Sprung- und Handgelenken. Das gelegentliche Auftreten von Daktylitis und Fersenschwellungen kann klinisch an eine reaktive Arthritis erinnern. Ein Befall des Achsenskeletts, insbesondere eine Sakroiliitis tritt jedoch bei der Lyme-Arthritis nicht auf. Da zudem keine HLA-B27-Assoziation besteht, ist die Lyme-Borreliose ungeachtet der noch nicht vollständig verstandenen Pathogenese sicher von den postvenerischen oder postenteritischen reaktiven Arthritiden abzugrenzen. Die Lyme-Arthritis verläuft in der Regel nichtdestruierend, nur selten kommt es nach mehrmonatigem Verlauf zu erosiven Veränderungen (17).

Neben dieser typischen und seit Jahren bekannten Symptomatik treten andere rheumatologische Manifestationen der Lyme-Borreliose deutlich seltener auf. Gelegentlich werden begleitende Tenosynovitiden und Bursitiden beobachtet. Trotz der häufig auftretenden Myalgien gibt es nur wenige Berichte über gesicherte Myopathien oder Myositiden bei *B.-burgdorferi*-Infektionen. DETMAR et al. haben über zwei Patienten mit einem Dermatomyositis-artigen Krankheitsbild bei Lyme-Borreliose berichtet, bei einem Patienten konnte aus einer Hautbiopsie *B. burgdorferi* isoliert werden (18). Auch wir haben einen ähnlichen Fall beobachtet mit serologischen Hinweisen auf eine Borrelien-Infektion (19). SCHWARTZBERG et al. berichteten jüngst über drei Patientinnen mit dem klinischen Bild einer Polymyalgia rheumatica, bei denen ein Erythema migrans bestand und deren Beschwerdebild sich unter antibiotischer Therapie rasch besserte (20). Insgesamt dürften derartige Verläufe jedoch extreme Ausnahmen darstellen und sollten nicht zu der Annahme einer generellen Borrelien-Ätiologie dieser definierten Krankheitsentitäten führen (Tab. 5).

Die Prognose rheumatologischer Manifestationen der Lyme-Borreliose ist ungewiß. Die Lyme-Arthritis neigt zu einem ausgesprochen chronischen Verlauf, und auch nach Abklingen der klinischen Entzündungszeichen

TABELLE 5: Manifestationen der Lyme-Borreliose im Bereich des Bewegungsapparates

– in allen Krankheitsstadien, v. a. in Frühstadien wandernde Arthralgien und Myalgien	
– Stadium II:	flüchtige Mon- oder Oligoarthritiden,
– Stadium III:	rezidivierende oder chronische Mon-, Oligo- oder Polyarthritis mit z. T. wechselnder Lokalisation (vorwiegend Knie-, Sprung- und Handgelenke) keine Beteiligung des Achsenskeletts!
– selten:	begleitende Tenosynovitis, Bursitis
	Myositis
	Fasziitis
	»Dermatomyositis«, »Polymyalgie«
– Fibromyalgie-Syndrom und Lyme-Borreliose?	

persistieren häufig quälende Arthralgien. Schwere, zu Gelenkdestruktionen und Verkrüppelung führende Verläufe sind jedoch selten.

Fibromyalgie-Syndrom bei Lyme-Borreliose?

Das Fibromyalgie-Syndrom (FMS) ist gekennzeichnet durch disseminierte muskuloskelettale Schmerzen mit charakteristischen schmerzhaften Druckpunkten, Steifigkeitsgefühl und schnelle Ermüdbarkeit. Bei fehlenden Zeichen eines entzündlichen Prozesses sind Ätiologie und Pathogenese nicht bekannt. Verschiedene physische und psychische Faktoren scheinen ein FMS auslösen zu können, wobei möglicherweise der Störung des Tiefschlafes eine entscheidende Bedeutung zukommt. DINERMAN und STEERE haben bei 22 (8%) von 287 Patienten mit Lyme-Borreliose ein FMS festgestellt, das sich teils wenige Monate nach einem Erythema migrans, teils während einer Lyme-Arthritis entwickelte. Trotz erfolgreicher antibiotischer Therapie von Hautveränderungen und Arthritis hielt die Fibromyalgie-Symptomatik bei den meisten Patienten noch über mehrere Jahre an. Die Autoren schließen daraus, daß die Lyme-Borreliose ein FMS auslösen kann und gegen die chronische Lyme-Borreliose abgegrenzt werden sollte (21).

SIGAL und PATELLA haben 30 Kinder und Jugendliche mit FMS und Verdacht auf antibiotikaresistente Lyme-Borreliose untersucht. 23 hatten Hinweise auf eine zurückliegende Lyme-Borreliose, bei keinem Patienten fanden sich Hinweise auf eine aktive Borrelien-Erkrankung. Die Autoren kommen zu dem Schluß, daß das FMS nicht mit der chronischen Lyme-Borreliose verwechselt werden sollte (22).

137

In einer eigenen Untersuchung an 25 Patienten mit chronischer Lyme-Borreliose fand sich eine Patientin mit Weichteilschmerzen, typischen schmerzhaften Druckpunkten und Schlafstörungen, vereinbar mit einem FMS. Zahlreiche Patienten klagten nach Therapie und Abklingen der Arthritis z. T. nach mehreren Monaten noch über Arthralgien und Weichteilschmerzen, jedoch ohne Hinweise auf ein FMS (unpublizierte Daten).

Soweit zum jetzigen Zeitpunkt beurteilbar, scheint eine FMS-artige Symptomatik in Folge einer Lyme-Borreliose auftreten zu können. Alle beschriebenen FMS-Patienten sind antibiotisch behandelt worden und bei keinem ergaben sich Hinweise auf eine aktive Lyme-Borreliose. Das FMS wird somit offenbar von der Borrelien-Infektion nur »getriggert« und ist nicht Symptom einer persistierenden Infektion. Eine weitere antibiotische Therapie scheint bei diesen Patienten also nicht erforderlich bzw. erfolgversprechend zu sein.

Zusammenfassung

Das Spektrum klinischer Manifestationen der Lyme-Borreliose auf internistisch-rheumatologischem Gebiet hat sich in den letzten Jahren ständig erweitert. Dieses beruht jedoch z. T. auf einzelnen Fallberichten, die bei fehlendem Erregernachweis hinsichtlich ihrer Borrelien-Ätiologie kritisch bewertet werden sollten. Bei den meisten Patienten nimmt die Lyme-Borreliose weiterhin den seit Jahren bekannten Verlauf, wobei von internistischer Seite die beschriebenen kardialen Manifestationen und insbesondere die Lyme-Arthritis die größte Bedeutung besitzen. Hier läßt sich die Diagnose einer Lyme-Borreliose häufig in Zusammenschau von Anamnese, klinischem Befund und Serologie bzw. Erregernachweis sichern. Viele andere, hier und in der Literatur beschriebene Symptome stellen die Ausnahme dar und es bedarf einer breiten differentialdiagnostischen Abklärung, bevor – meist nur aufgrund eines positiven Antikörpertiters – eine Lyme-Borreliose angenommen werden darf.

Literatur

1. BURGDORFER W, BARBOUR AG, HAYES SF, BENACH JL, GRUNWALDT E, DAVIS JP. Lyme disease – a tick-borne spirochetosis? Science 1982; 216: 1317–9.
2. STEERE AC, MALAWISTA SE, SNYDMAN DR, ANDIMAN WA. A cluster of arthritis in children and adults in Lyme, Connecticut, Arthritis Rheum 1976; 19: 824.
3. HERZER P. Lyme-Borreliose. Darmstadt: Steinkopf, 1989.
4. STEERE AC. Lyme disease. N Engl J Med 1989; 321: 586–96.
5. HORST H (Herausgeber). Einheimische Zeckenborreliose (Lyme-Krankheit) bei Mensch und Tier. Erlangen: Perimed, 1991.
6. SCHUTZER SE, COYLE PK, BELMAN AL, GOLIGHTLY MG, DRULLE J. Sequestration of antibody to *Borrelia burgdorferi* in immune complexes in seronegative Lyme disease. Lancet 1990; 335: 312–5.
7. DURAY PH. The surgical pathology of human Lyme disease. Am J Surg Path 1987; 11 (Suppl 1): 47–60.
8. COX J, KRAJDEN M. Cardiovascular manifestations of Lyme disease. Am Heart J 1991; 122: 1449–55.
9. KOHLER J, KERN U, KASPER J, REHSE-KÜPPER B, THODEN U. Chronic central nervous system involvement in Lyme borreliosis. Neurology 1988; 38: 863–7.
10. GRISOLD M, GASSER R, DUSLEAG J, FEIGL B, KLEIN W, PONGRATZ S, REISINGER E. Infarct-like syndrome in acute Lyme borreliosis: a form of coronary vasculitis? V International Conference on Lyme Borreliosis, Arlington 1992. Abstr. 55 F.
11. KRISTOF V, BOZSIK BP, SZIRTES M, SIMONYI J. Lyme borreliosis and Raynaud's syndrome. Lancet 1990; 335: 975–6.
12. KRAUSE A, VON BIERBRAUER A. Unpublizierte Daten.
13. STEERE AC, BATSFORD WP, WEINBERG M, ALEXANDER J, BERGER HJ, WOLFSON S, MALAWISTA SE. Lyme carditis: cardiac abnormalities of Lyme disease. Ann Intern Med 1980; 93: 8–16.
14. STANEK G, KLEIN J, BITTNER R, GLOGAR D. Isolation of *Borrelia burgdorferi* from the myocardium of a patient with longstanding cardiomyopathy. N Engl J Med 1990; 322: 249–52.
15. GOODMAN JL, SONNESYN SW, HOLMER S, KUBO S, JOHNSON RC. Seroprevalence of *B. burgdorferi* in patients with severe heart failure evaluated for cardiac transplantation at the University of Minnesota. V International Conference on Lyme Borreliosis, Arlington 1992. Abstr. 49.
16. KRAUSE A, SCHÖNHERR U, SHÖRNER C, BRADE V, BURMESTER GR. Gonarthritis, Lymphadenopathie und disseminierte Chorioiditis als primäre Manifestation einer Lyme-Borreliose. Z Rheumatol 1991; 50: 10–5.
17. BURMESTER GR. Internistische Manifestationen der Lyme-Borreliose. In: BRADE V, BURMESTER GR, Hrsg. Klinik und Diagnostik der Lyme-Borreliose. Editiones Roche, 1990; 43–52.
18. DETMAR U, MACIEJEWSKI W, LINK C, BREIT R, SIGL H, ROBL H. Ungewöhnliche Erscheinungsformen der Lyme-Borreliose. Hautarzt 1989; 40: 423–9.
19. SEIRINGER EM, KRAUSE A, SCHÖNHERR U, MADAUS H, KALDEN JR, BURMESTER G. Dermatomyositis, Oligoarthritis und Chorioiditis als klinische Erstmanifestation einer Lyme-Borreliose. Klin Wochenschr 1991; 69 (Suppl. XXII): 243.

20. SCHWARTZBERG M, WEBER CA, MUSICO J. Lyme borreliosis presenting as a polymyalgia rheumatica like syndrome. V. International Conference on Lyme Borreliosis, Arlington, 1992. Abstr. 30.
21. DINERMAN H, STEERE AC. Fibromyalgia associated with Lyme disease. V. International Conference on Lyme Borreliosis, Arlington, 1992. Abstr. 4.
22. SIGAL LH, PATELLA SJ. Fibromyalgia in children and adolescents misdiagnosed as having Lyme arthritis. V. International Conference on Lyme Borreliosis, Arlington, 1992. Abstr. 32.

Die Therapie der Lyme-Borreliose

G.-R. Burmester

Einleitung

Obwohl der Erreger der Lyme-Borreliose seit über 10 Jahren bekannt und auf zahlreiche Antibiotika sensibel ist, stellen sich insbesondere zur Therapie der Lyme-Borreliose noch viele ungelöste Fragen. Dies ist sicher z. T. dadurch bedingt, daß sich in späteren Stadien der Erkrankung der Erreger in schlecht zugängliche Nischen zurückzieht oder aufgrund seiner langen Generationszeit hier nicht ausreichend empfindlich gegen die eingesetzten Antibiotika ist. Daher ist bei der Lyme-Borreliose ganz besonders die Prävention wichtig, die neben der Verminderung einer Expositionsmöglichkeit auch auf das frühzeitige Entfernen von Zecken zielt. Ist es dennoch zu einer Infektion gekommen, so muß diese sofort in ausreichender Höhe und über einen ausreichend langen Zeitraum therapiert werden.

Allgemeine Schutzmaßnahmen

Eine wichtige Expositionsprophylaxe besteht in einer entsprechenden Kleidung mit langen Hosen sowie Hemden mit langem Arm und festem Schuhwerk bei Aufenthalten in Bereichen, in denen Zecken erfahrungsgemäß besonders auftreten. Dies gilt insbesondere für Freizeitsportler, Jäger, Forstarbeiter, Landarbeiter, aber auch für solche Personen, die durch Wald und Wiese spazierengehen. Die Gefahr ist jedoch deutlich geringer, wenn sich diese Personen auf gesicherten Waldwegen befinden. Selbst die adulten Zecken können nur maximal 110 cm hoch klettern und können sich daher nicht – wie häufig laienhaft vermutet – von hohen Bäumen auf ahnungslose Spaziergänger fallen lassen. Zecken werden von Sträuchern oder Gräsern abgestreift, woraufhin sie sich dann beim Wirt festsetzen. Hier suchen sie sich bevorzugt bestimmte Bereiche des Körpers, die einen höheren Feuchtigkeitsgehalt oder eine Behaarung aufweisen. Demzufolge saugen sich die Zecken insbesondere in den Achselhöhlen, am behaarten Kopf, im Nabelbereich, im Bereich des Gesäßes oder des Genitales fest. Da die Zecken meistens am Körper entlangkrabbeln, lassen sie sich auch an für sie schlecht überwindbaren Barrieren, z. B. im Bereich des Gürtels, nieder.

141

Im Gegensatz zu anderen Arthropoden, insbesondere den Insekten, sind Repellents, z. B. Diethyltoluamid (Autan®) nur von begrenzter Wirkung. Zecken lassen sich max. 1–2 Stunden durch den Geruch dieses Mittels abschrecken. Neben dem Schutz durch entsprechende Kleidung ist eine gründliche Inspektion nach Exposition, ggf. Hautreinigung mit Duschen und schließlich die Entfernung der Zecken von entscheidender Bedeutung. Althergebrachte Hausmittel, wie z. B. Öl oder Klebstoffe, sind zwar außerordentlich effektiv in der Beseitigung der Zecken, werden heute jedoch nicht mehr empfohlen. Dies beruht darauf, daß Zecken offensichtlich durch die dabei ausgelöste Erstickung reflexartig Borrelien-haltige Körpersäfte in den Wirt abgeben, so daß eine Infektion begünstigt wird. Daher sollten Zecken mechanisch entfernt werden. Hierbei können käuflich erhältliche Zeckenzangen oder Pinzetten verwendet werden. Zecken können am besten mit leichten drehenden Bewegungen – jedoch ohne Quetschung! – aus der Haut entfernt werden, wobei es unerheblich ist, ob die Pinzette links herum oder rechts herum gedreht wird. Da es bei den Drehvorgängen nicht einfach ist, die Pinzette geschlossen zu halten, kann eine Wäscheklammer, die für den entsprechenden leichten Druck sorgt und die Arme der Zange zusammendrückt, hilfreich sein (aus: Medical Tribune, Tips und Tricks für die Praxis, 1992 Nr. 33, Seite 13).

Das frühzeitige Entfernen der Zecken ist besonders wichtig, da Tierversuche ergeben haben, daß Zecken zumindest 24 Stunden am Wirt saugen müssen, bis eine Infektion eintreten kann. Ist der Expositionszeitraum bekannt und beträgt dieser weniger als 24 Stunden, so kann im allgemeinen der Patient beruhigt werden. In jedem Fall empfiehlt sich jedoch die anschließende Beobachtung der Einstichstelle, um frühzeitig ein sich evtl. entwickelndes Erythema migrans erkennen zu können.

Eine prophylaktische Antibiotikatherapie nach Zeckenstich ist in Deutschland bis zum Vorliegen neuer epidemiologischer Daten abzulehnen. Jäger oder Waldarbeiter müßten praktisch während der gesamten warmen Jahreszeit Antibiotika einnehmen, da sie nicht selten mehr als 10 Zeckenstiche pro Saison haben.

Allgemeine Gesichtspunkte
der Antibiotikatherapie bei der Lyme-Borreliose

Der Erreger der Lyme-Borreliose, *Borrelia burgdorferi*, hat wie andere Spirochäten auch (z. B. Treponema pallidum) eine lange Generationszeit. Diese beträgt in vitro ca. 7–24 h, im Wirtsorganismus vermutlich mindestens 24 h. Daher ist es sehr schwierig, entsprechende Antibiogramme durchzuführen, da diese häufig erst nach 21 Tagen abgelesen werden können. Zahlreiche Test-Antibiotika sind jedoch in einer solchen Kultur instabil, zerfallen zu unwirksamen Produkten und werden daher fälschlich aufgrund dieser In-vitro-Daten als nicht wirksam angesehen.

Daher fanden auch Tierversuche Anwendung, in denen die Wirksamkeit von Antibiotika nach einer künstlich gesetzten Infektion untersucht wurden. Auch diese Ergebnisse sind nicht in jedem Fall auf den Menschen übertragbar, da unterschiedliche Empfänglichkeiten in den verwandten Tierspezies bestehen. So sind z.B. wildlebende Mäuse ein Reservoir der Erreger, ohne selbst manifest zu erkranken.

Eine weitere Frage ist der Aufenthaltsort des Erregers, der auch für die Penetration der Antibiotika eine wichtige Rolle spielt. Während sich im Frühstadium *Borrelia burgdorferi* überwiegend in der Haut befindet und damit in einem gut durchbluteten Organ, werden diese Erreger in späteren Stadien in dem Blut unzugänglichen Bereichen angetroffen; dies gilt insbesondere für das zentrale Nervensystem, möglicherweise auch für Gelenkbereiche wie Knorpel, Sehnenmaterial und Gelenkflüssigkeit. Insofern ist auch die Frage der Gewebspenetration des verwandten Antibiotikums von besonderer Wichtigkeit. Bereits aus der langen Generationszeit des Erregers ergibt sich, daß die Therapie lange genug durchgeführt werden muß, um den Erreger in den besonders sensiblen Teilungsphasen erfassen zu können. Es muß ein Antibiotikum mit langer Halbwertszeit gewählt werden, bzw. müssen Antibiotika mit kürzerer Halbwertszeit häufiger verabreicht werden. Bei Befall des zentralen Nervensystems sind naturgemäß nur solche Antibiotika zu verwenden, die auch eine gute Liquorpenetration haben. In den Spätstadien, ab Stadium II, sollte eine intravenöse Therapie durchgeführt werden, da bei der oralen Antibiotika-Einnahme die Resorption zu variabel ist und eine ausreichende Patienten-Compliance nicht gewährleistet ist. Eine Behandlung mit intravenösen Cephalosporinen langer Halbwertszeit ist zwar teurer als eine orale antibiotische Therapie, kann jedoch ambulant durchgeführt werden und erspart somit Krankenhauskosten.

Therapie der Frühstadien

Die Frühstadien der Lyme-Borreliose beinhalten in erster Linie das Erythema migrans (die sog. »Wanderröte«), die Lymphadenosis cutis benigna, als auch unspezifische Allgemeinsymptome, die sich wie eine

»verschleppte Grippe« äußern. Auch letztere sollte, wenn sie in unmittelbarem zeitlichen Zusammenhang mit einem Zeckenstich steht, einer antibiotischen Therapie zugeführt werden, selbst dann, wenn keine Hautsymptome vorhanden sind. Insgesamt ist die Behandlung der manifesten frühen Lyme-Borreliose in den meisten Fällen unkompliziert. Durch eine rechtzeitige Therapie wird die Dauer des Erythema migrans deutlich reduziert, und die meisten Wissenschaftler vertreten die Ansicht, daß in diesem Stadium die Lyme-Borreliose völlig ausheilbar ist. Daher muß noch einmal die frühzeitige Therapie im Stadium I gefordert werden. Da die genannten Frühsymptome aus Unachtsamkeit oder Unkenntnis der Patienten nicht selten unerkannt bleiben bzw. fehlgedeutet werden, ist eine bessere Praxis eine kleine Sammlung mit klinischem Bildmaterial, das dem Patienten vorgelegt wird, damit er möglicherweise Manifestationen einer Lyme-Borreliose, denen er früher keine besondere Bedeutung beigemessen hat, retrospektiv besser erkennen kann. Dies gilt insbesondere für das Erythema migrans.

Im Stadium I (Tab. 1) ist die orale Medikation die am meisten geeignete Form, solange der Patient die Therapie zuverlässig zu Ende führt. Es erfordert eine nachdrückliche Aufklärung, den Patienten darauf hinzuweisen, daß er auch nach dem Abklingen des Erythema migrans die Therapie weiter einnehmen muß, obwohl keinerlei Symptome mehr erkennbar sind. Zur Therapie wird in erster Linie empfohlen Doxycyclin bei Erwachsenen und Kindern über 9 Jahre in einer Dosierung von 200 mg/Tag, z.B. 2 × 1

TABELLE 1: Antibiotische Therapie der Lyme-Borreliose

Stadium	Pharmakon	Gabe	Dosis/Tag	Dauer
I	Doxycyclin*	p. o.	2 × 100 mg (2–5 mg/kg/Tag)**	2–3 Wochen
	Amoxicillin	p. o.	3 × 500 mg (50 mg/kg/Tag)	2–3 Wochen
II und III	Ceftriaxon	i. v.	1 × 2 g (100 mg/kg/Tag)	2–3 Wochen
	Cefotaxim	i. v.	3 × 2 g (200 mg/kg/Tag)	2–3 Wochen
	Penicillin G	i. v.	24 Mio IE (500 000 I. E./kg/Tag)	2–3 Wochen

* Nicht bei Kindern unter 9 Jahren
** Die Zahlen in Klammern beziehen sich auf die Dosierung bei Kindern

Kapsel à 100 mg. Diese Therapie sollte für mindestens 14 Tage durchgeführt werden. Mögliche Nebenwirkungen dieser Therapie bestehen zum einen in gastrointestinalen Unverträglichkeiten, die z. T. durch die Einnahme in Tabs-Form vermieden werden können. Zum anderen muß auf eine vermehrte Photosensibilität der therapierten Patienten hingewiesen werden, so daß ausreichender Sonnenschutz gewährleistet sein muß. Weiterhin ist zu beachten, daß die gleichzeitige Einnahme von Eisen- oder Aluminiumpräparaten die Resorption von Tetracyclinen behindert, so daß diese Begleitmedikation ggf. abgesetzt werden muß.

Wegen Störungen der Zahnbildung sollten Tetracycline bei Kindern unter 9 Jahren nicht eingesetzt werden. In diesen Fällen sowie bei Erwachsenen mit Tetracyclin-Unverträglichkeit sollte Amoxicillin in einer Dosierung von 25–50 mg/kg pro Tag, ebenfalls für mindestens 14 Tage, Verwendung finden, bei Erwachsenen werden in der Regel 3 × 500 mg/Tag für 14 Tage gegeben. Bei Penicillin-Allergie ist für Kinder unter 9 Jahren Roxithromycin oder Erythromycin eine Alternative.

In wenigen Fällen einer frühen Lyme-Borreliose ist das Erythema migrans von deutlichen Allgemeinsymptomen begleitet. Es wird hier berichtet, daß bei alleiniger oraler Medikation später Restsymptome auftreten können. Daher gelten in diesen Fällen die Therapieempfehlungen für die späteren Stadien.

Therapie der Spätstadien

Die Spätstadien zeichnen sich durch neurologische Symptome, kardiale Befunde, die seltene Acrodermatitis chronica atropicans und besonders durch arthritische Verlaufsformen aus. Hier ist vor allem wegen der unsicheren Resorption und Einnahme oral verabreichter Antibiotika von dieser Therapie abzuraten. Hier werden Infusionen mit Cephalosporinen der dritten Generation, speziell Ceftriaxon in einer Dosierung von 1 × 2 g/ Tag bzw. bei Kindern 100 mg/kg/Tag verabreicht, alternativ kann Cefotaxim 3 × 2 g/Tag bzw. 200 mg/kg/Tag empfohlen werden (Tabelle 1). Die Therapiedauer sollte 14 Tage nicht unterschreiten. Gelegentlich ist eine Allergie gegen Cephalosporine bekannt, bzw. entwickeln sich allergische Symptome mit Urticaria und anderen Befunden erst während der Therapie. In solchen Fällen sollte Doxycyclin intravenös in einer Dosierung von 200 mg/Tag für mindestens 14 Tage zugeführt werden. In der Erfahrung des Autors wurde ein Patient behandelt, der nach Auftreten allergischer Symptome am Tag 10 der Ceftriaxon-Therapie auf Doxycyclin umgestellt wurde und keinen ausreichenden Therapieerfolg zeigte. Dieser Patient wurde anschließend mit Penicillin G bei negativem Rast-Befund gegenüber Penicillin in einer Dosierung von 20 Mega, verteilt auf 3 Einzeldosen pro Tag, behandelt und zeigte dann ein therapeutisches Ansprechen.

Wenngleich einige Studien zeigen, daß Cephalosporine dem Penicillin in der Therapie der Spätstadien überlegen sind, so müssen diese differential-therapeutischen Gesichtspunkte zum derzeitigen Kenntnisstand der Studien noch offen bleiben. Allerdings ist anzumerken, daß eine Therapie mit einem langwirksamen Cephalosporin erheblich kostensparend ambulant durchgeführt werden kann, möglicherweise nach einer kurzen, stationären Anfangsphase. Zu betonen ist, daß selbstverständlich eine solche Therapie auch an den Wochenenden durchgeführt werden muß, und in jedem Fall eine Notfallbereitschaft analog den allgemeinen Gesichtspunkten bei intravenöser Antibiotikatherapie vorgehalten werden muß.

Die Nebenwirkungen einer Amoxicillin/Penicillin-G-Therapie bestehen vor allem in Durchfällen und Allergien bis zum anaphylaktischen Schock. Die Nachteile der Doxycyclin-Therapie wurden oben bereits erwähnt. Bei der Gabe von Cephalosporinen wird ebenfalls über Durchfälle berichtet, in seltenen Fällen traten auch neutropenische Zustände bis hin zu toxischen Blutbildveränderungen auf. Immer muß mit dem Auftreten von allergischen Symptomen gerechnet werden. Es gilt daher, daß eine probatorische Therapie bei unsicherer Diagnose nur nach einer reiflichen Abwägung und intensiven Diskussion mit dem Patienten über mögliche Nebenwirkungen der Therapie durchgeführt werden sollte.

Eine weitere Nebenwirkung der Antibiotika-Therapie allgemein, insbesondere jedoch der intravenösen Therapie bei Spätstadien, ist die sog. *Jarisch-Herxheimer-Reaktion.* Hier handelt es sich um einen raschen Zerfall von Spirochäten unter der antibiotischen Therapie, wobei größere Endotoxinmengen aus den lysierten Erregern frei werden. Es können Fieber bis 39° C, Myalgien, Kopfschmerzen, Vasodilatation, Hypotonie und Hautreaktionen auftreten, die im Einzelfall von allergischen Reaktionen nur schwer abzugrenzen sind. Die Therapie dieser Reaktion besteht aus Bettruhe und Antipyretika; nur selten ist die Gabe von Cortison-Präparaten erforderlich.

Therapiekontrolle

Zur Beurteilung des Therapieerfolges ist die klinische Beobachtung entscheidend. Der Rückgang des Erythema migrans ist meist prompt, da es durchschnittlich in 5–9 Tagen abheilt. Auch die neurologischen Symptome des Stadium II zeigen meist ein rasches Ansprechen. Anders ist die Situation jedoch bei Patienten im Spätstadium, z. B. solchen mit Arthritis. Problematisch ist hier der häufige attackenartige Verlauf mit vorübergehenden spontanen Remissionen, die einen vermeintlichen Therapieerfolg signalisieren können. Insgesamt kann jedoch auch in diesen Fällen von einem dauerhaften Ausheilen von ca. 90% der Arthritispatienten ausgegangen werden. In jedem Fall ist zu betonen und mit dem Patienten intensiv zu besprechen, daß der Therapieerfolg bei Spätstadien in der Regel nicht unmittelbar schon während der Behandlung auftritt, sondern sich z. T. erst Tage bis Wochen nach Therapieende einstellt. Vermutlich beruht dies darauf, daß die Erregermenge in den betroffenen Geweben nur gering und nicht für die eigentliche Symptomatik verantwortlich ist. Vielmehr ist offensichtlich die erhebliche Gewebsreaktion mit immunologischen Vorgängen, die intensive Entzündungsvorgänge auslösen kann, die eigentliche Ursache des klinischen Befundes, wenngleich sie durch den Erreger unterhalten wird. Diese Gewebsreaktionen brauchen naturgemäß bis zum völligen Abklingen einen längeren Zeitraum. Obgleich die Mehrzahl der Spätstadien, wenn auch verzögert, gut auf eine Therapie ansprechen, so zeigt sich dennoch eine Restpopulation insbesondere von Patienten mit Arthritis oder Stadium III der Neuroborreliose als therapeutisch schwer zugänglich. In einigen solchen Fällen konnten sogar die Erreger aus dem Liquor bzw. Gelenkmaterial trotz mehrfacher Antibiotika-Zyklen isoliert werden. Welche Ursachen eine solche Persistenz hat, ist noch nicht ausreichend geklärt. Vermutet wird zum einen ein besonderer genetischer Hintergrund dieser Patienten mit Häufung bestimmter HLA-DR-Determinanten, zum anderen eine besondere Virulenzform der Erreger und schließlich die Absiedlung in dem Immunsystem und Antibiotika schlecht zugänglichen Geweben und Organen. Hier werden derzeit intensive Forschungen unternommen, um diesen auch aus grundlagenwissenschaftlicher Sicht bedeutsamen Fragen nachzugehen. Bei sog. »Therapieversagen« kann bei fortbestehendem begründetem Verdacht auf eine Borreliose eine Wiederholung der gleichen Antibiose, dann aber mit 4 bis max. 6 Wochen Dauer, gerechtfertigt sein. Als Alternativmöglichkeiten sind bei sog. »austherapierten« Patienten Kombinationen von Trimethoprim-Sulfamethoxazol und Roxithromycin beschrieben worden, ebenso wie eine gepulste hochdosierte Cefotaxim-Therapie über mehrere Wochen. Aufgrund geringer Fallzahlen können diese Studien nur als Einzelbeobachtungen gewertet werden. Eine allgemeine Empfehlung zugunsten dieses Therapieschemas kann daher nicht abgegeben werden. Solche Kombinationstherapien sind noch als experimentell anzusehen und sollten nur in Absprache mit erfahrenen Zentren durchgeführt werden.

Wichtig ist, daß bei allen therapeutischen Fehlbemühungen die Diagnose einer Lyme-Borreliose kritisch überprüft werden sollte. Nicht selten werden z. B. Gelenkerkrankungen nichtbakterieller Ursache als Lyme-Borreliose fehlgedeutet, wobei naturgemäß auch eine antibiotische Therapie keinen therapeutischen Nutzen bringen kann.

Neben den klinischen Befunden eignen sich zur Verlaufskontrolle auch die Titerverläufe in der Serologie gegenüber *Borrelia burgdorferi*. Eine erste Kontrolle der Serologie ist frühestens 14 Tage nach Abschluß der Therapie sinnvoll. Insgesamt kommt es bei der Mehrzahl der Patienten zu einem Titerabfall. Insbesondere ist die Abnahme oder der Verlust der IgM-Antikörper ein guter Parameter. Im Einzelfall sind jedoch Titer-Veränderungen nicht aussschlaggebend zur Beurteilung des Therapieerfolges, da trotz klinischer Ausheilung ein anhaltend hoher Titer bestehen bleiben kann, umgekehrt sogar Patienten mit weiterhin erheblichen Beschwerden seronegativ werden. Daher muß stets der klinische Befund im Vordergrund stehen.

Therapie in der Schwangerschaft

1985 wurde erstmals der Nachweis einer intrauterinen Borrelien-Infektion erbracht, die meisten Kasuistiken zeigen jedoch auch nach klinisch manifester Lyme-Borreliose der Mutter komplikationslose Verläufe für den Säugling. Nur in Einzelfällen wurden Mißbildungen von Extremitäten, Herz, ZNS bis hin zu intrauterinem Fruchttod beobachtet, wobei Spirochäten in Plazenta oder foetalen Organen gefunden wurden. Daher sollte auch während der Schwangerschaft eine Therapie der Lyme-Borreliose stattfinden, die vorwiegend aus Amoxicillin-Präparaten bestehen sollte. Weitere spezielle Therapieempfehlungen sind nicht erforderlich.

Begleittherapie

Wegen der klinisch häufig ausgeprägten Entzündungssymptomatik ist in vielen Fällen eine Begleitmedikation erforderlich. Steroide sollten jedoch bei gesicherter Lyme-Borreliose nur bei bedrohlichen Herzreizleitungsstörungen verabreicht werden, um irreparable Herzmuskelveränderungen zu verhindern. Vor allem bei der Arthritis können nichtsteroidale Antirheumatika verabreicht werden. Kompliziert sind klinisch nicht eindeutige Erkrankungsfälle, die zunächst aufgrund der Symptome und Laborkonstellation einer Borreliose zugeordnet werden, unter mehrfacher antibiotischer Therapie aber keine Besserung finden. Hier werden häufig Differentialdiagnosen aus dem Bereich der »Autoimmunopathien« diskutiert. Bei diesen Fällen wird mitunter der Entschluß zu einer immunsuppressiven Therapie gefaßt, wobei zunächst ein begleitender antibiotischer Schutz ratsam ist. Auch diese Patienten sollten von entsprechenden Spezialisten behandelt werden. Allgemein muß davon ausgegangen werden, daß Steroide und andere Immunsuppressiva möglicherweise zur Persistenz des Erregers mit anschließendem Therapieversagen führen können.

Zusammenfassung und Schlußfolgerung

Die wichtigsten Maßnahmen gegen das Auftreten einer Lyme-Borreliose bestehen in der Expositionsprophylaxe sowie dem rechtzeitigen Entfernen der Zecken. Sollte es dennoch zu einer Erkrankung kommen, so ist die Behandlung der Frühfälle (meist Erythema migrans) in der Regel unkompliziert und besteht in einer 2–4wöchigen Gabe von Doxycyclin oder Amoxicillin. In den Spätstadien (neurologische, karditische, chronische Haut- oder Gelenksymptome) sollte eine parenterale Antibiotikatherapie über durchschnittlich 21 Tage entweder mit einem lang wirksamen Cephalosporin-Präparat oder eine Penicillin-Therapie durchgeführt werden. Zur Therapiekontrolle bei den letzten Erkrankungen ist wesentlich der klinische Befund, Titerkontrollen können nur begleitende Informationen geben. Neben den ärztlichen Maßnahmen ist eine Aufklärung der Bevölkerung über das Erkennen des Frühstadiums und das Verhalten nach Zeckenstichen erforderlich.

Literatur

1. Committee on Infectious Diseases. Treatment of Lyme Borreliosis. Pediatrics 1991; 88: 176–9.
2. DATTWYLER RJ, VOLKMAN DJ, HALPERIN JU. Treatment of late Lyme borreliosis – randomized comparison of ceftriaxone and penicillin. Lancet 1988; 1: 1191–4.
3. GASSER R, DUSLEAG J. Oral treatment of late borreliosis with roxithromycin plus co-trimoxazole. Lancet 1990; 336 (8724): 1189–90.
4. HASSLER D, RIEDEL K, ZORN J, PREAC-MURSIC V. Pulsed high dose cefotaxime therapy in refractory Lyme disease. Lancet 1991; 2 (8670): 193.
5. HÄUPL TH, BURMESTER G-R. Klinik, Diagnostik und Therapie der Lyme-Borreliose. Z ärztl Fortbild 1992; 86: 6–12.
6. MAGID D, SCHWARTZ B, CRAFT J, SCHWARTZ JS. Prevention of Lyme disease after tick bites. A cost-effectiveness analysis. N Engl J Med 1992; 327: 534–41.
7. MARKOWITZ LE, STEERE AC, BENACH JL. Lyme disease during pregnancy. JAMA 1986; 255: 3394–6.
8. PEDERSEN LM, FRIIS-MOLLER A. Late treatment of chronic Lyme arthritis. Lancet 1991; 337 (8735): 241.
9. PESMAN J, MATHER TN, SINSKY RJ. Duration of tick attachment and Borrelia burgdorferi transmission. J Clin Microbiol 1987; 25: 557–8.
10. PREAC-MURSIC V, PFISTER H-W, WILSKE B, GROSS B, BAUMANN A, PROKOP J. Survival of Borrelia burgdorferi in antibiotically treated patients with Lyme borreliosis. Infection 1989; 17: 355–9.
11. PREAC-MURSIC V, WILSKE B, SCHIERZ G. European Borrelia burgdorferi isolated from humans and ticks. Culture conditions and antibiotic susceptibility. Zentralbl Bakteriol Mikrobiol Hyg 1986; A263: 112–8.
12. STEERE AC, DWYER E, WINCHESTER RJ. Association of chronic Lyme arthritis with HLA-DR4 and HLA-DR2 alleles. N Engl J Med 1990; 323: 219–23.

Entwicklung eines Impfstoffs gegen Borrelia burgdorferi?

M. M. SIMON, R. WALLICH, U. E. SCHAIBLE, M. D. KRAMER

Zusammenfassung

Es werden die Möglichkeiten erörtert, einen Impfstoff gegen die *Borrelia(B.-)-burgdorferi*-Infektion (Lyme-Borreliose) herzustellen. Die in einem kürzlich entwickelten Mausmodell der *B.-burgdorferi*-Infektion durchgeführten Studien haben gezeigt, daß native und gentechnologisch hergestellte Oberflächenstrukturen von *B. burgdorferi* zur Produktion von Antikörpern führen, die experimentell infizierte Tiere gegen Spirochätämie und Krankheit schützen. Diese Ergebnisse lassen den Schluß zu, daß in den nächsten Jahren eine Polypeptidvakzine gegen die *B.-burgdorferi*-Infektion entwickelt werden kann.

Anforderungen an einen Impfstoff

Schon früh nach der Identifizierung von *Borrelia (B.) burgdorferi* als Erreger der Lyme-Borreliose und den ersten Erfahrungen über Nutzen und Grenzen der Antibiotikatherapie wurden Möglichkeiten zur Herstellung einer Vakzine gegen die *B.-burgdorferi*-Infektion diskutiert. Ein solcher Impfstoff, der im human- und veterinärmedizinischen Bereich zur Vorbeugung gegen eine *B.-burgdorferi*-Infektion Anwendung finden könnte, sollte die folgenden Anforderungen erfüllen: (a) er sollte in allen Geimpften eine protektive Immunantwort hervorrufen, d. h. den Organismus gegen Spirochätämie sowie alle durch den Erreger induzierbaren klinischen Symptome schützen können (»sterile Immunität«), (b) langanhaltenden Schutz durch einmalige Applikation hervorrufen können, (c) gegen alle möglichen *B.-burgdorferi*-Stämme gerichtet sein, (d) nur stark konservierte Strukturen der Spirochäte oder im Falle von Variabilität einzelner Moleküle innerhalb der Spezies *B. burgdorferi* nur eine überschaubare Menge von analogen Strukturen enthalten, (e) keine toxischen Nebenwirkungen aufweisen und (f) nach Immunisierung keine Autoimmunreaktionen hervorrufen.

Die Forderung, daß ein geeigneter Impfstoff gegen *B. burgdorferi* möglichst aus einer oder nur wenigen Strukturen des Erregers bestehen

151

sollte, wird durch die bereits erzielten Erfolge bei der Anwendung von definierten Polypeptidvakzinen (1) unterstützt, sowie durch die Erkenntnis, daß Impfstoffe aus Teilstrukturen pathogener Mikroorganismen ein geringeres Risiko von Nebenwirkungen – u. a. Autoaggression – bei der Immunisierung beinhalten als Vakzine mit dem gesamten Erreger (2).

Strategien und Stand der Entwicklung

Eine Voraussetzung für die Entwicklung eines Impfstoffs ist die Etablierung geeigneter Tiermodelle. Nur solche Labormodelle erlauben grundlegende Studien zur Rolle des Immunsystems bei der Infektion und im speziellen zur Charakterisierung von schutzvermittelnden Immunreaktionen sowie zur Identifizierung von den Erregerstrukturen, die diese protektive(n) Immunantwort(en) induzieren können.

Die in den vergangenen Jahren entwickelten Tiermodelle für die B.-burgdorferi-Infektion im Kaninchen (3), Hamster (4, 5), Ratte (6), Hund (7) und der Maus (8–13) haben wesentlich zu unseren heutigen Kenntnissen über die Pathogenese (5, 6, 9, 10, 12, 13), die Immunantwort (7, 8, 13) und die Protektion (14–19) bei der B.-burgdorferi-Infektion beigetragen. In den meisten Tiermodellen konnte eines oder mehrere der im Rahmen einer menschlichen B.-burgdorferi-Infektion beobachtbaren Symptome festgestellt werden; die Arthritis stellt dabei eines der Hauptsymptome dar (4–6, 9–11, 13). Insbesondere Untersuchungen im Hamster- (16) und Mausmodell (17–19) haben gezeigt, daß passiv applizierte Immunseren gegen intakte B.-burgdorferi-Organismen Schutz vermitteln können, und daß Antikörper mit Spezifität für die beiden Strukturen auf der äußeren Oberfläche der Spirochäten, »Outer surface proteins A and B (OspA, OspB)«, für die protektive Immunantwort verantwortlich sind. Es wurde gefunden, daß sowohl native wie molekulargenetisch hergestellte Präparationen von OspA oder OspB immunogen sind und in immunkompetenten Rezipienten eine protektive Immunantwort gegen homologe Borrelien-Stämme induzieren können (17–19).

Serologische und molekulargenetische Untersuchungen, u. a. mit der sog. Polymerase-Kettenreaktion zur Amplifikation von B.-burgdorferi-Gensequenzen, haben gezeigt, daß sich die bisher untersuchten B.-burgdorferi-Isolate in mindestens drei genotypisch verschiedene Hauptgruppen mit unterschiedlichen OspA-Proteinen einteilen lassen, und daß keine optimale Kreuzprotektion zwischen diesen Gruppen besteht (eigene Untersuchungen und [20]).

Perspektiven

Die in den USA bereits 1990 als Vakzine für den veterinärmedizinischen Bereich zugelassene Formulierung aus inaktivierten Gesamtborrelien (21) wird allerdings aufgrund ihrer komplexen Zusammensetzung und der damit einhergehenden begrenzten Standardisierbarkeit sowie der Gefahr für mögliche Nebenreaktionen, wie z. B. toxische Reaktionen oder Autoimmunität, beim Menschen keine Anwendung finden. Dagegen erscheinen OspA und OspB, die sich als Impfstoffe in Tiermodellen bewährt haben (17–19) und bereits in großen Mengen gentechnisch hergestellt werden können (19, 22), als vielversprechende Kandidaten für die Impfstoffentwicklung gegen die Lyme-Borreliose des Menschen.

Bevor OspA/OspB jedoch als Vakzine auch beim Menschen eingesetzt werden kann, müssen noch folgende Fragen geklärt werden: (a) wie hoch ist die Antigenvariabilität von OspA/OspB in der Spezies *B. burgdorferi*; (b) wie groß ist das Ausmaß der OspA-spezifischen Kreuzprotektion zwischen *B.-burgdorferi*-Stämmen aus unterschiedlichen geographischen Bereichen; (c) was sind die optimalen strukturellen Voraussetzungen von OspA/OspB zur Aktivierung von B- und T-Lymphozyten und zur Induktion einer langanhaltenden, protektiven Immunantwort; (d) welchen Einfluß haben Gene des Haupthistokompatibilitätskomplexes (MHC) auf die Immunantwort gegen OspA sowie weitere Strukturen von *B. burgdorferi* und gibt es genetische Prädispositionen für eine evtl. Induktion von Autoimmunität; und schließlich (f) was sind die geeigneten Vehikel (Adjuvanzien) zur Steigerung der Persistenz des Antigens und der daraus resultierenden langanhaltenden protektiven Immunantwort?

Literatur

1. BITTLE JL, HOUGHTON RA, ALEXANDER H, SHINNICK TM, SUTCLIFFE JG, LERNER RA. Protection against foot-and-mouth disease with a chemically synthesised peptide predicted from viral nucleotide sequence. Nature 1982; 8: 30–3.

2. BROWN F. From Jenner to genes – the new vaccines. The Lancet 1990; 5: 587–9.

3. KORNBLATT AN, STEERE AC, BROWNSTEIN DG. Experimental Lyme disease in rabbits: spirochetes found in erythema migrans and blood. Infect Immun 1984; 46: 220–3.

4. SCHMITZ JL, SCHELL RF, HEJKA AG, ENGLAND DM. Induction of Lyme arthritis in LSH hamsters. Infect Immun 1988; 56: 2336–42.

5. HEJKA A, SCHMITZ JL, ENGLAND DM, CALLISTER SM, SCHELL RF. Histopathology of Lyme arthritis in LSH hamsters. Am J Pathol 1989; 134: 1113–23.

6. BARTHOLD SW, MOODY KD, TERWILLIGER GA, JACOBY RO, STEERE AC. An animal model for Lyme arthritis. Ann NY Acad Sci 1988; 539: 264–73.

7. GREENE RT, WALKER RL, NICHOLSON WL, HEIDNER HW, LEVINE JF, BURGESS EC, WYAND M, BREITSCHWERDT EB, BERKHOFF HA. Immunoblot analysis of immunoglobulin G response to the Lyme disease agent (Borrelia burgdorferi) in experimentally and naturally exposed dogs. J Clin Microbiol 1988; 26: 648–53.

8. SCHWAN TG, KIME KK, SCHRUMPF ME, COE JE, SIMPSON WJ. Antibody response in white-footed mice (Peromyscus leucopus) experimentally infected with the Lyme disease spirochete (Borrelia burgdorferi). Infect Immun 1989; 57: 3445–51.

9. SCHAIBLE UE, KRAMER MD, MUSETEANU C, ZIMMER G, MOSSMANN H, SIMON MM. The severe combined immunodeficiency (SCID) mouse: A laboratory model for the analysis of lyme arthritis and carditis. J Exp Med 1989; 170: 1427–32.

10. SCHAIBLE UE, GAY S, MUSETEANU C, KRAMER KD, ZIMMER G, EICHMANN K, MUSETEANU U, SIMON MM. Pathogenesis of Lyme Borreliosis in the severe combined immunodeficiency (SCID) mice. Am J Pathol 1990; 137: 811–20.

11. BARTHOLD SW, BECK DS, HANSEN GM, TERWILLIGER GA, MOODY KD. Lyme Borreliosis in selected strains and ages of laboratory mice. J Infect Dis 1990; 162: 133–8.

12. BARTHOLD SW, PERSING DH, ARMSTRONG AL, PEEBLES RA. Kinetics of Borrelia burgdorferi dissemination and evolution of disease after intradermal inoculation of mice. Am J Pathol 1991; 139: 263–73.

13. SCHAIBLE UE, KRAMER MD, WALLICH R, TRAN T, SIMON MM. Experimental Borrelia burgdorferi infection in inbred mouse strains: antibody response and association of H-2 genes with resistance and susceptibility to development of arthritis. Eur J Immunol 1991; 21: 2397–405.

14. JOHNSON RC, KODNER C, RUSSEL M. Passive immunization of hamsters against experimental infection with the Lyme disease spirochete. Infect Immun 1986; 53: 713–4.

15. JOHNSON RC, KODNER C, RUSSEL M. Active immunization of hamsters against experimental infection with Borrelia burgdorferi. Infect Immun 1986; 54: 897–8.

16. SCHMITZ JL, SCHELL RF, HEJKA AG, ENGLAND DM. Passive immunization prevents induction of Lyme arthritis in LSH hamsters. Infect Immun 1990; 58: 144–8.

17. SCHAIBLE UE, KRAMER MD, EICHMANN K, MODOLELL M, MUSETEANU C, SIMON MM. Monoclonal antibodies specific for the outer surface protein A (OspA) of Borrelia burgdorferi prevent Lyme Borreliosis in severe combined immunodeficiency (scid) mice. Proc Natl Acad Sci USA 1990; 87: 3768–72.

18. FIKRIG E, BARTHOLD SW, KANTOR FS, FLAVELL RA. Protection of mice against the Lyme disease spirochete agent by immunizing with recombinant OspA. Science 1990; 250: 553–6.

19. SIMON MM, SCHAIBLE UE, KRAMER MD, ECKERSKORN C, MÜLLER-HERME-LINK HK, WALLICH R. Recombinant outer surface protein A from Borrelia burgdorferi induces antibodies protective against spirochetal infection in mice. J Infect Dis 1991; 164: 123–32.

20. WALLICH R, MOTER SE, KRAMER MD, GERN L, HOFMANN H, SCHAIBLE UE, SIMON MM. Untersuchungen zur genotypischen und phänotypischen Heterogenität von Borrelia burgdorferi, dem Erreger der Lyme-Borreliose. Infection; in Druck.

21. EDELMAN R. Perspective on the development of vaccines against Lyme disease. Vaccine 1991; 9: 531–2.

22. DUNN JJ, LADE BN, BARBOUR AG. Outer surface protein A (OspA) from the Lyme disease spirochete, Borrelia burgdorferi: High level expression and purification of a soluble recombinant form of OspA. Prot Expr Purif 1990; 1: 159–68.

SACHVERZEICHNIS

Ixodes ricinus, Reservehaut 23
– – Saugakt 22 ff
– – – Größenzunahme 8 f, 23
– – – Sinnesorgane 13
– – – Speichelsekretion 23 f
– – – Vorkommen 18 f
– – – Weibchen 17 f, 25 f, 31
– – – Borrelia-burgdorferi-Weitergabe, transovarielle 25
– – – Speichelbestandteile, gerinnungshemmende 24
– – Wirte 19 f
– – Wirtsfindung 20 ff

Jäger 61 ff
– Zeckenbißhäufigkeit 62
Jarisch-Herxheimer-Reaktion 146

Kardiomegalie 135
Kardiomyopathie 133
– dilatative 135
Karditis 56 f, 67, 135
– Histologie 135
Kieferfühler s. Cheliceren
Kryoglobuline 132

Labormaus 36 ff
– Immunsystem 36 ff
Lederzecken 10
Liquor-Syndrom, entzündliches 123 f
Luftfeuchtigkeit 18 f
Lyme-Arthritis s. Arthritis
Lyme-Borreliose, Antibiotikatherapie 142 ff
– Begleittherapie 149
– Differentialdiagnose 93 ff
– Expositionsprophylaxe 141
– Frühstadium 130 ff
– – Serodiagnostik 102, 104
– Gelenkbeteiligung 57
– bei Haustieren 34 ff
– Herzbeteiligung 134 ff
– beim Hund 49 ff
– – Diagnose 51
– – Klinik 49 f
– – Therapie 52
– Impfstoff s. Impfstoff

Lyme-Borreliose, internistisch-rheumatologische Manifestationen 129 ff
– Laboratoriumsdiagnostik 67 ff
– Labormaus als Modell 36 ff
– Prophylaxe 26 f
– rheumatologische Manifestationen 136 f
– Schutzmaßnahmen 141 f
– Serokonversion 58
– serologisch negative 56 ff
– – positive 56 ff
– Spätstadium 110 ff, 130 f, 133 f
– Therapie 141 ff
– – der Frühstadien 143 ff
– – beim Kind 145
– – in der Schwangerschaft 148
– – der Spätstadien 145 f
– Therapiekontrolle 147 f
– Tiermodelle 37
– bei Wildtieren 36
Lymphadenopathie, Hund 50
Lymphadenosis benigna cutis 56 f, 107 ff
– – – Differentialdiagnose 107
– – – Häufigkeit 93 f
– – – Therapie 143 ff
Lymphom, malignes 109 f
Lymphozytentransformationstest 61, 63
Lymphozytom 107

Mäuse, Ixodes-ricinus-Wirte 19 f
Meningitis, lymphozytäre 123
Mononeuritis multiplex 123
Morphäa 118, 120
Multiple Sklerose 124 f
Myalgie 62, 131, 136 f
Myelitis 123
Myokarditis 135
Myositis 131, 136 f

Neuritis 67
Neuroborreliose 83, 123 ff
– chronische 123
– Differentialdiagnose 123 ff
– ohne entzündliche Liquorveränderungen 126
– Therapie 126 f
Neuropathie 117

159

Neuropathie, motorische 60
– sensorische 60

Outer surface protein 4, 152 f

Palpalorgan 13, 22
Pankarditis 135
Parese, periphere 123
Penicillin G 126 f, 144
Perikarditis 135
Phagozyten 5 f
Plexusneuritis 123
Polyarthritis 136 f
– akute, Hund 50
Polymerase-Kettenreaktion 69, 72, 79 ff
– Ergebnis 82
– Prinzip 80 ff
Polymyalgia-rheumatica-artiges Krankheits-
   bild 136 f
Polyneuropathie, chronische 123
– – Differentialdiagnose 125 f

Rheumafaktoren 132
Rötelmaus 32 f

Schafzecke s. Ixodes ricinus
Schildzecken 10
– europäische 7
– nordamerikanische 7 f
Schmerzen, radikuläre 123
Schwangerschaft 148
SCID-Maus 37, 42 f
Silberfärbung 69 f
Sklerodermie, zirkumskripte 120
Spirochäten 3
Splenomegalie 131
Stechorgan s. Hypostom

Tarsalorgan s. Hallersches Organ
Tenosynovitis 131, 136 f

Tetracyclin 127, 144
– beim Haustier 52
Tetracyclin-Unverträglichkeit 145
Tiermodell, Impfstoffentwicklung 152
T-Lymphozyten, spezifische, Nachweis 79
T-Lymphozyten-Stimulation 63 f
T-Zell-Proliferation, antigenspezifische,
   in vitro 72

Vaskulitis 133 f
– zerebrale 123
Vektor 3, 7 ff
Vögel, Ixodes-ricinus-Wirte 19, 34

Western-Blot 63, 72 ff
Wildmäuse 31 ff
Wildtiere, Lyme-Borreliose 36

Zecken 7 ff
– Borrelien-infizierte, Infektiosität 59
– Expositionsprophylaxe 141 f
– Hämolymphe 20, 23, 25
– Larve 16 ff, 31 f
– – Borrelieninfektion 32
– Männchen 16 ff, 31
– Nymphe 16 ff, 26, 31
– – Borrelieninfektion 34
– Speichelbestandteile, gerinnungs-
   hemmende 24
– Weibchen 16 ff, 31
– Wirtsspezifität 20 f
Zeckenbekämpfung 26
Zeckenbiß 22, 24
Zeckenbißreaktion, hämorrhagische,
   persistierende 96
Zeckenbißstelle 28
Zeckenentfernung 28, 142
Zeckenfalle 22

93/82202(RCP-BRO-ERL92)